Dieter Grabbe

STRETCHING

Fit und entspannt
mit dem erfolgreichen Dehnprogramm

Fachliche und konzeptionelle Beratung:
A. Schwarz / R. Schweppe

südwest

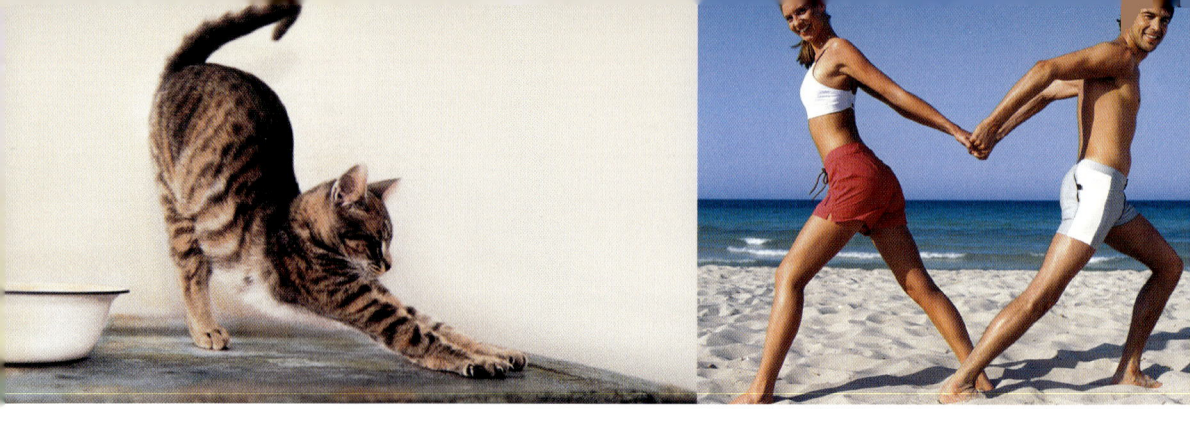

Möchten nicht auch Sie so dehnbar und mobil wie eine Katze sein? Kein Problem: Mit der Stretch & Balance-Strategie sind Sie genau auf dem richtigen Weg hin zu mehr Beweglichkeit, Fitness, körperlicher und geistiger Ausgeglichenheit – und das alles mit jeder Menge Spaß, ganz ohne Leistungszwang!

INHALT

Fitness auf die sanfte Tour

So dehnen Sie sich fit!

Stretch & Balance

Stretchingprogramme

Stretching im Alltag

Stretch & Balance bietet Ihnen die Möglichkeit, Ihr individuelles Dehnprogramm ganz nach Ihren persönlichen Bedürfnissen zusammenzustellen.

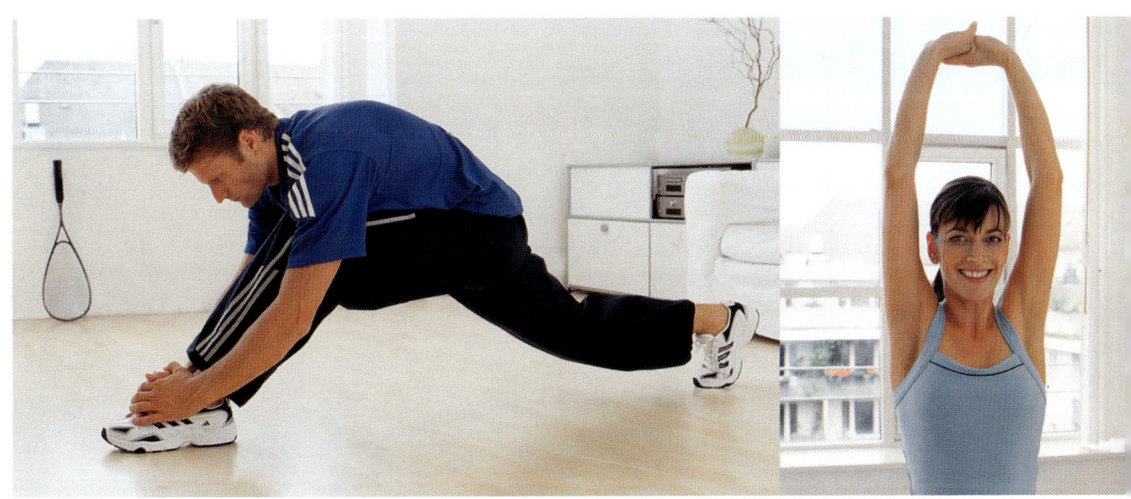

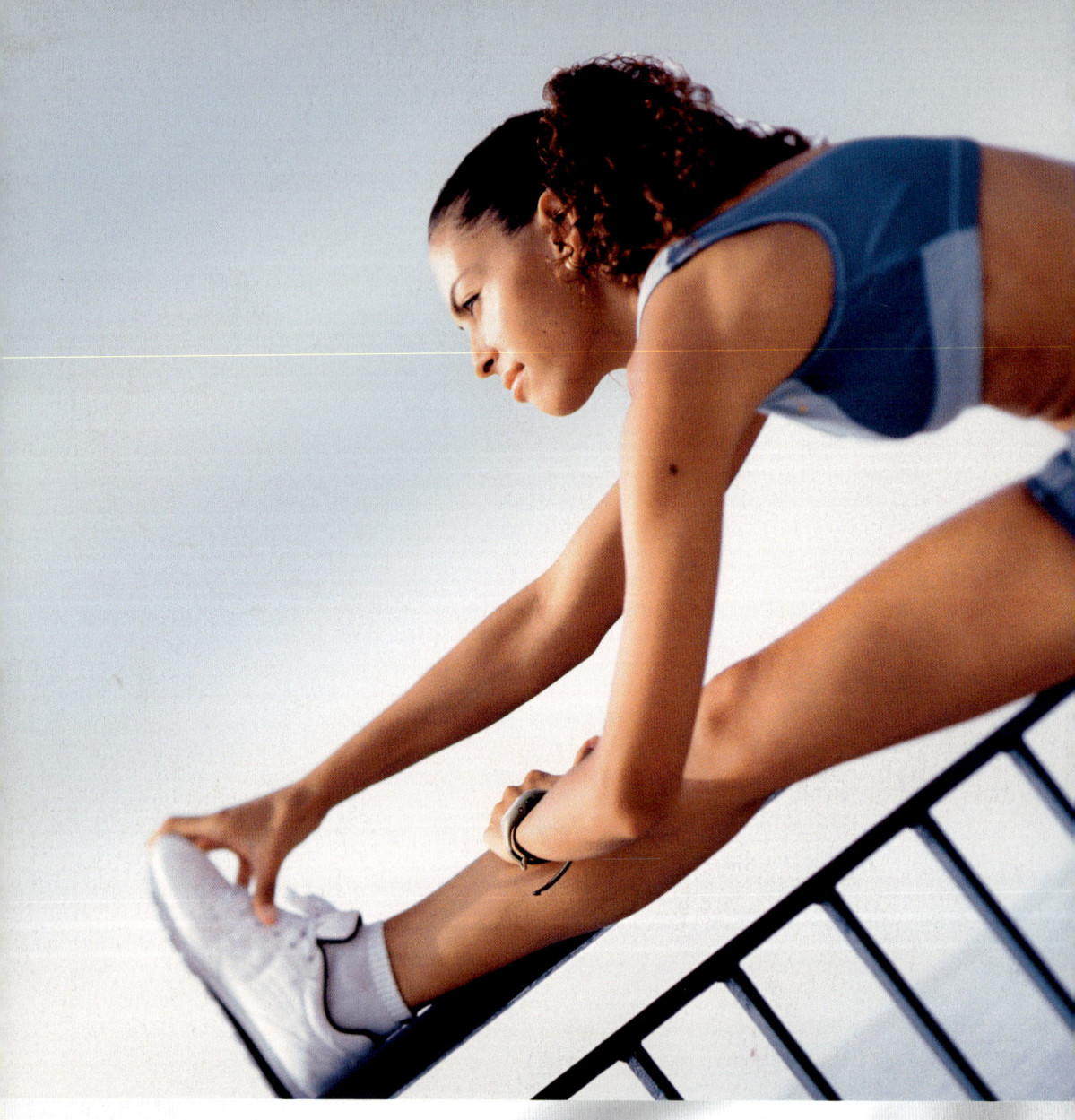

Mit der Stretch & Balance-Strategie kommen sowohl Körper als auch Seele auf ihre Kosten, denn sie sorgt für Fitness und Wellness in einem. Die individuellen Dehnprogramme eignen sich damit gleichermaßen für Sportler und für Couch-Potatoes.

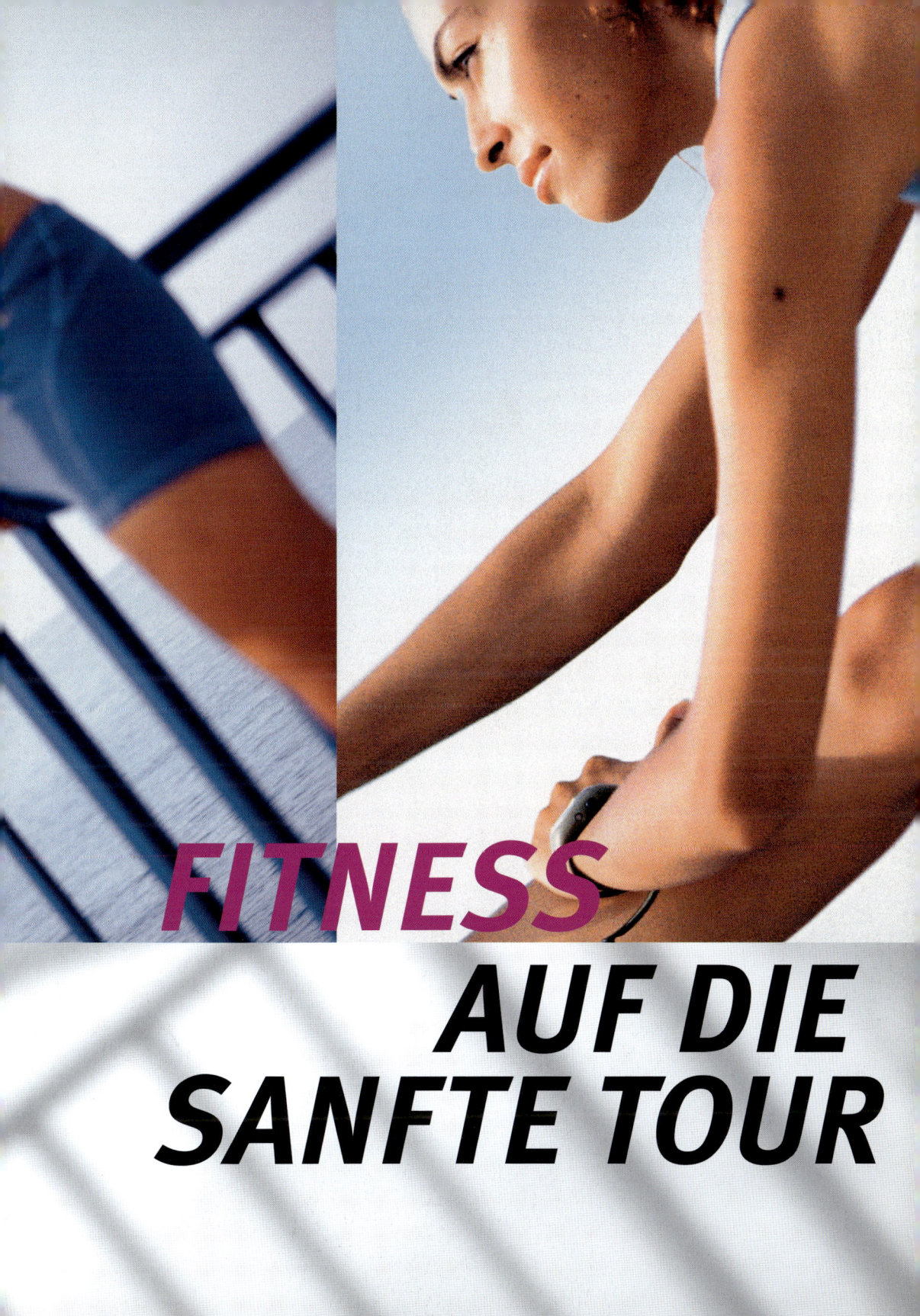

FITNESS

AUF DIE SANFTE TOUR

Easy Stretching

Kein Leistungssportler käme auf die Idee, bei seinem Training auf Dehnübungen zu verzichten. Wer Höchstleistungen bringen will, muss ideale Voraussetzungen dafür schaffen. Steife Gelenke und ein Mangel an Flexibilität sind Gift für jede Sportart. Wer die Beweglichkeit seines Körpers vernachlässigt, muss aber nicht nur mit Leistungseinbußen, sondern auch mit einem erhöhten Verletzungsrisiko rechnen. Kein Wunder also, dass Profisportler Stretchingübungen gezielt beim Aufwärmen, zwischen einzelnen Wettkampfphasen oder beim Cool-down einsetzen.

Freizeitsportler wie Jogger, Inlineskater oder Mountainbiker beschäftigen sich, wenn überhaupt, so meist nur am Rande mit Dehnübungen. Dabei wären die vielfältigen Vorteile des Stretching gerade für sie ausgesprochen wertvoll. Noch mehr gilt dies allerdings für Bewegungsmuffel und Couch-Potatoes: Für sie bietet Stretching die einmalige Möglichkeit, auf sanfte Weise etwas für ihr Wohlbefinden zu tun und ganz ohne Stress richtig fit zu werden.

Bewegung!

Spielen auch Sie mit dem Gedanken, etwas mehr für Ihren Körper zu tun? Haben Sie Lust, einige einfache Stretchingübungen zu erlernen, um beweglicher zu sein oder um Rückenschmerzen und Verspannungen loszuwerden? Dann gratuliere ich Ihnen, denn Sie sind absolut auf dem richtigen Weg!

Ein flexibler, gesunder Körper ist die Grundvoraussetzung für alle, die fit sein und sich rundum wohl fühlen wollen. Ganz gleichgültig, ob Sie Sportler sind oder den Großteil des Tages im Sitzen verbringen – durch einige einfache und sanfte Stretchingübungen können Sie Ihren Wellnessfaktor enorm steigern.

Balsam für Körper und Seele

Falls Sie bisher keine oder nur wenige Erfahrungen mit sanften Dehnübungen gesammelt haben, dürfen Sie sich ruhig auf einige Überraschungen gefasst machen: Die Forschungsergebnisse, die zum Thema »Stretching« in vielen wissenschaftlichen Untersuchungen im In- und Ausland gewonnen wurden, sprechen eine deutliche Sprache. Die meisten sportphysiologischen Untersuchungen beziehen sich vor allem auf die positiven Wirkungen des Dehnens auf den Bewegungsapparat. Doch wer glaubt, dass Stretchingtechniken nur dazu dienen, die Muskulatur geschmeidig zu halten und die Gelenke und Bänder vor Verletzungen zu schützen, irrt sich. Tatsächlich gehen die Wirkungen des Stretching noch weit darüber hinaus – doch darauf werden wir später noch im Einzelnen zu sprechen kommen.

Was Stretching für Sie tun kann

Wenn es Ihr Ziel ist, durch und durch fit zu werden, brauchen Sie eine Trainingsstrategie, bei der Sie gleichzeitig Kraft, Ausdauer und Flexibilität entwickeln. Im Gegensatz zu Ausdauer- oder Krafttraining ist Stretching die reinste Erholungskur. Leistungssportler nutzen kleine Stretchingpausen daher auch gern einmal, um sich von den schweißtreibenden Trainingsphasen zu erholen und ihre Muskulatur zu lockern.

Während Stretching für Athleten nur eine von drei wichtigen Möglichkeiten darstellt, ihre Leistungen zu verbessern, sollten Menschen, die wenig oder vielleicht gar keinen Sport treiben, ihr Hauptaugenmerk auf Dehntechniken richten.

Der Grund ist einfach: Stretching bietet den einfachsten und mühelosesten Weg zu mehr Flexibilität, Gesundheit und seelischer Ausgeglichenheit. Beim Stretching gehen Sie sanft und einfühlsam mit Ihrem Körper um. Die Bewegungen sind langsam, und obwohl die Dehnungen ruhig eine leichte Spannung verursachen dürfen, sollten dabei keinesfalls Schmerzen auftreten.

Der Grund dafür, dass Stretching den meisten Menschen mehr Spaß macht als anstrengendes Kraft- oder Ausdauertraining, ist ganz einfach: Stretching ist nicht nur eine gute Fitness-, sondern auch eine sehr effektive Wellnessmethode. Wer richtig stretcht, fühlt sich dabei rundum wohl. Und vor allem: Stretching ist easy – denn bei dieser ganzheitlichen Wohlfühlstrategie:

▶ Müssen Sie keine eiserne Disziplin aufwenden
▶ Bleiben Sie während des Trainings ganz entspannt und gelassen
▶ Brauchen Sie kein Handtuch, um Ihren Schweiß abzuwischen
▶ Kann Ihr »innerer Schweinehund« schön brav in seinem Körbchen liegen bleiben

Einfach, aber effektiv

»Was soll ein Training bringen, bei dem ich mich nicht anstrengen muss und nicht ordentlich ins Schwitzen komme?« Dieses Vorurteil ist bei Menschen, die es noch nie ernsthaft mit Stretchingtechniken versucht haben, häufig anzutreffen. Und in der Tat: Im Gegensatz zu Extremsportarten wie Triathlon oder Freeclimbing ist Stretching offensichtlich wenig spektakulär. Doch genau hier liegt das Geheimnis: Stretching ist ein sanfter, nahe liegender und einfacher Weg. Und gerade in der Einfachheit liegt oft die höchste Effektivität. »Simplify your life«: Das Leben vereinfachen und zum Wesentlichen zurückkehren – diese Devise ist heute stark im Kommen. Und sie lässt sich natürlich auch auf den Fitnessbereich übertragen.

Nicht zuletzt ist Stretching auch eine Wohltat für die Seele. Dehntechniken verbessern das Körperbewusstsein und vertiefen den Kontakt zum eigenen Körper.

Stretching hilft Ihnen, Ihre Muskeln, Gelenke und Bänder zu schützen, statt sie zu gefährden. Unabhängig von Ihrem Alter oder Fitnesszustand bringt Stretching Ihnen innerhalb kürzester Zeit deutliche Erfolge. Je beweglicher Ihr Körper ist, desto ungehinderter kann Ihre Lebensenergie fließen. Und so können Sie durch Stretchingprogramme nicht nur Ihre Gelenke jung und leistungsfähig halten, sondern auch darüber hinaus noch viel für Ihre Gesundheit tun.

Durch gezielte Dehnübungen können Sportler aller Disziplinen ihre Leistungen verbessern, und darum sollten Stretchingtechniken grundsätzlich in jedes Fitnesstraining integriert werden. Doch auf der anderen Seite

Auch für alle Vielsitzer und Rückenschmerzgeplagte ist Stretching genau das Richtige, um für Ausgleich zu sorgen.

können Stretchingübungen genauso gut eingesetzt werden, um Rückenprobleme zu bekämpfen und Nacken-, Schulter- oder sogar Kopfschmerzen loszuwerden. Gegen Verspannungen nach langem Sitzen gibt es wohl kein besseres Mittel als eine kleine Stretchingpause.

So gesehen verwundert es nicht, dass Stretching nicht nur als ergänzendes, sondern auch als eigenständiges Training sehr sinnvoll ist. Wie weit gehend die positiven Wirkungen einer so einfach anmutenden Methode wie Stretching sind, können Sie aber nur erfahren, wenn Sie es selbst ausprobieren und sich öfter einmal gründlich »lang machen«.

Was dieses Buch für Sie tun kann

Auf den folgenden Seiten werden Sie Stretching als eine umfassende Fitness- und Wellnessmethode kennen

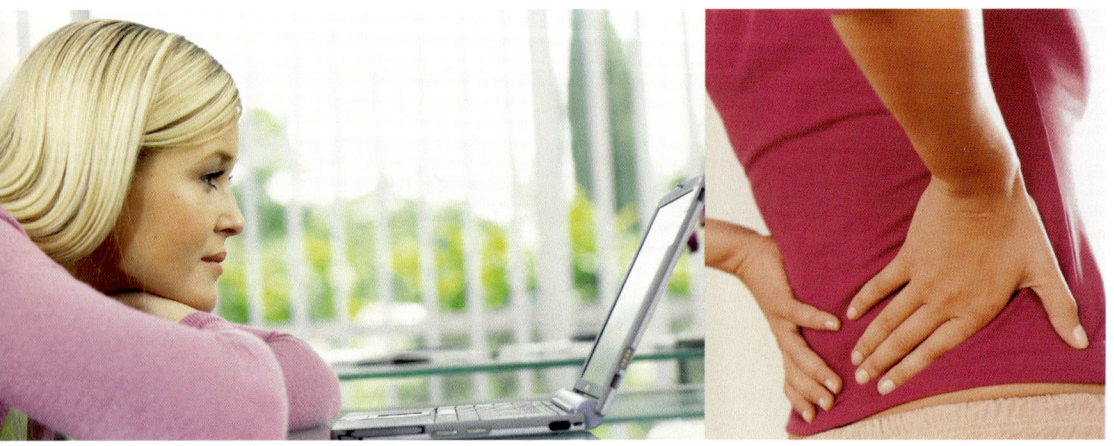

lernen. Sie werden genau erfahren, warum Stretchingtechniken ideal sind, um Körper und Seele etwas Gutes zu tun. Vor allem wird es in diesem Buch aber um die Praxis gehen, denn schließlich wiegt ein Gramm Praxis mehr als eine Tonne Theorie:

▸ Damit Sie mit den Übungen die bestmöglichen Erfolge erzielen, sollten Sie einige kleine Regeln kennen: Nicht nur die korrekte Stretchingtechnik, auch die Frage nach dem Wann, Wo, Wie oft, Wann nicht usw. spielt bei Dehnübungen eine große Rolle.

▸ Neben dem allgemeinen Fitness-Wellness-Grundprogramm ab Seite 56 finden Sie viele spezielle Übungen für weit verbreitete Sportarten. Nicht nur Läufer, Biker, Ski- und Snowboard-fahrer, sondern auch Golfer, Tennis- und Squashspieler brauchen gezielte Dehnübungen, die auf ihre Sportart zugeschnitten sind.

▸ Für alle, die es eilig haben, eignen sich besonders die Stretchingkurzpro-gramme, um wichtige Muskelgruppen in wenigen Minuten durchzudehnen und Verspannungen zu lösen. Wer et-was mehr Zeit hat, sollte die Intensiv-programme ausführen. Hierbei wird mit mehr Übungen und mehr Wieder-holungen gearbeitet (siehe Seite 55).

▸ Sie lernen, wie Sie schnell ein Stretchingprogramm zusammenstel-len können, das optimal zu Ihren indi-viduellen Bedürfnissen passt.

▸ Neben dem allgemeinen und den sportspezifischen Stretchingprogram-men werden Sie Möglichkeiten ken-nen lernen, Dehntechniken gegen Rückenschmerzen und Haltungspro-bleme einzusetzen.

▸ Im Übungsteil finden Sie nicht nur die Ziel-, sondern auch die Aus-gangsstellung der jeweiligen Stretchingtechniken ausführ-lich beschrieben. Auf diese Weise werden alle Übungen sehr leicht nachvollziehbar, und Sie können Fehler dabei ausschließen.

Richtig ausgeführt, kann Stretching mehr für Ihre Be-weglichkeit, Ihre Gesundheit, Ihr Wohlbefinden und sogar für Ihre Ausstrahlung tun, als Sie es sich im Moment wahr-scheinlich vorstellen können. Und wenn Sie sich entschlos-sen haben, einige Male in der Woche ein kleines (oder auch größeres) Stret-chingprogramm durchzuführen, ha-ben Sie bereits den ersten und somit wichtigsten Schritt getan.

Bei diesem ersten und allen weite-ren Schritten hin zu einem beweg-lichen, flexiblen Körper und einem energiegeladenen Leben wünsche ich Ihnen viel Erfolg.

Dieter Grabbe

Body & Soul

Mit der Stretch & Balance-Strategie können Sie er-fahren, wie wohltuend und harmonisierend Stretchingübungen sich körperlich und seelisch auswirken. Stretch & Balance bietet Ihnen den Schlüssel zu einem einfa-chen Wellnessprogramm, bei dem Dehnübungen mit der richtigen Atem- und Entspannungstech-nik verbunden werden.

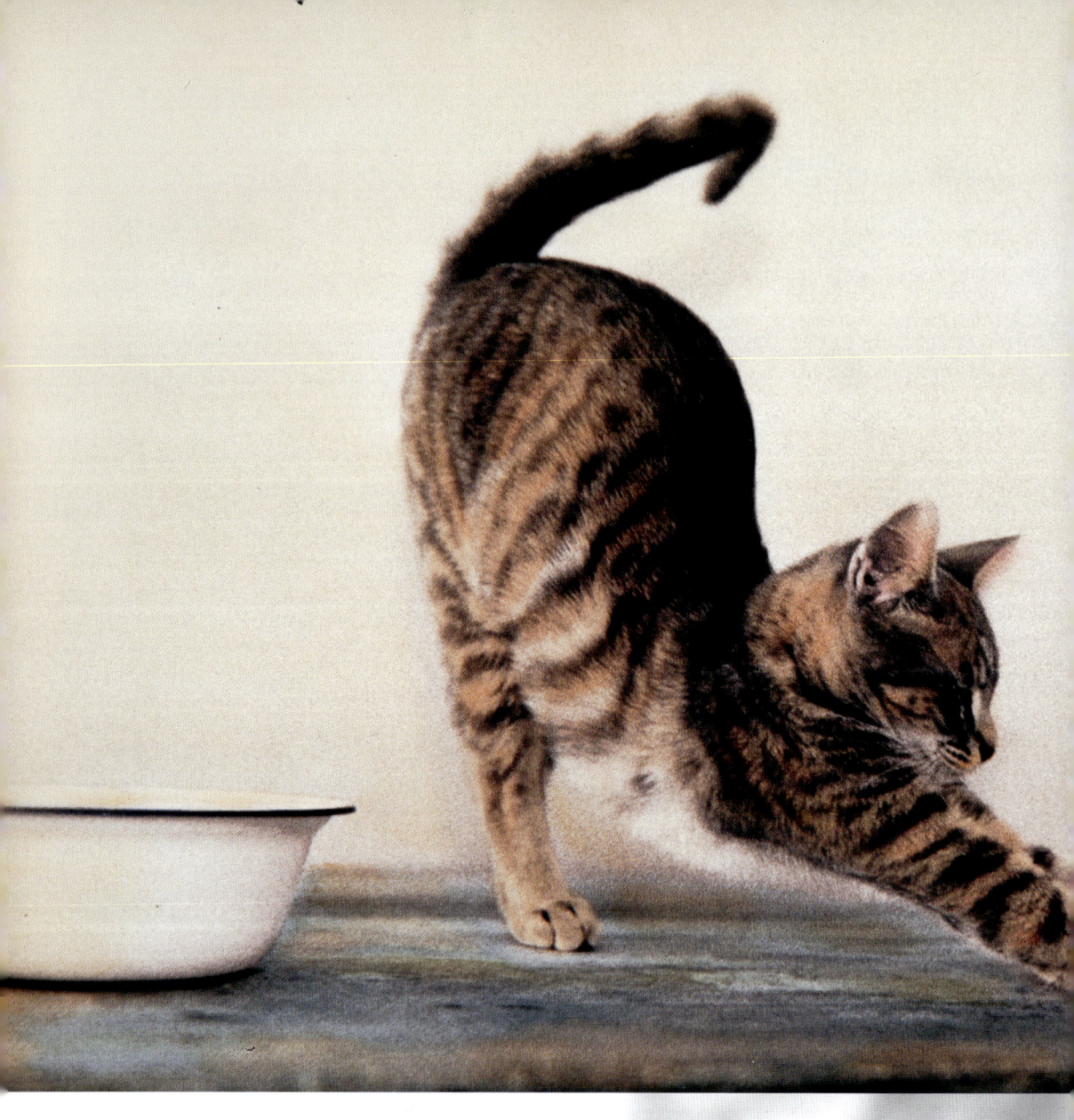

Stretching bietet einen einfachen und mühelosen Weg zu mehr Beweglichkeit, Gesundheit und seelischer Ausgeglichenheit. Ob Fitness- oder Wellnessfan: Wer richtig dehnt, fühlt sich dabei rundum wohl.

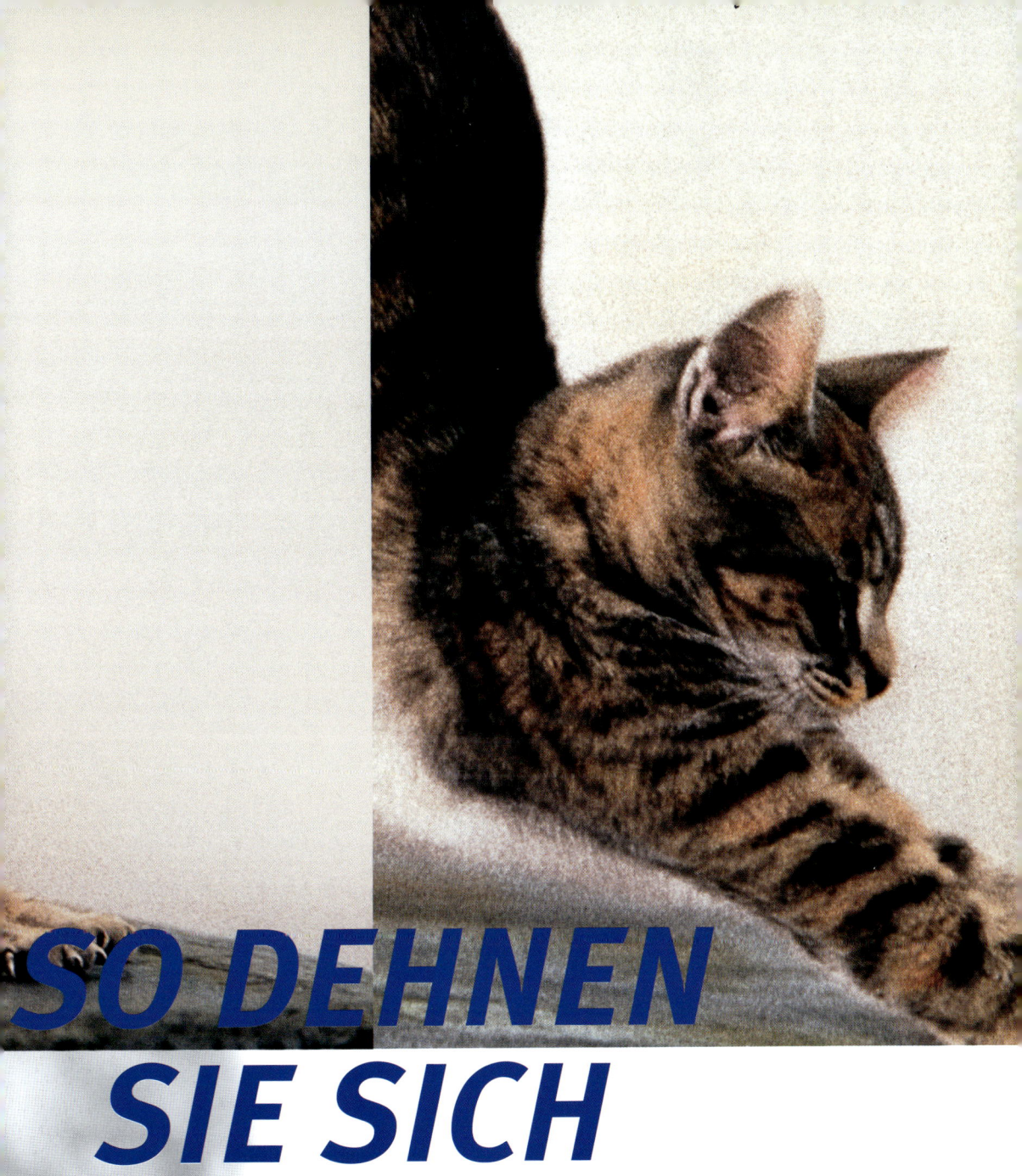

SO DEHNEN SIE SICH FIT!

Stretching = Dehnen mit Köpfchen

Wie die meisten Fitnesstrends, so wurde auch Stretching aus den USA nach Europa exportiert. Insbesondere durch die Veröffentlichungen des amerikanischen Autors und Sportpädagogen Bob Andersen wurde Stretching in den 1980er-Jahren zunächst in den USA und schließlich auch bei uns zum Supertrend. Inzwischen ist Stretching jedoch längst keine Modeerscheinung mehr, sondern gehört zum anerkannten und bewährten Fitnessstandardrepertoire.

Natürlich gab es Beweglichkeitsübungen schon lange, bevor der Begriff »Stretching« überhaupt auftauchte. So wurden Dehntechniken bereits vor vielen Jahrzehnten von Sportlern und Tänzern gezielt zur Leistungsverbesserung eingesetzt – und das überall auf der Welt.

Dehnen in der Geschichte

Die Wurzeln des Dehntrainings sind indes noch sehr viel älter. Sie lassen sich bis zu jahrtausendealten spirituel-

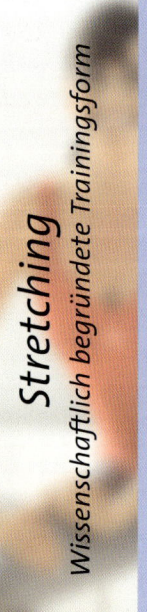

Stretching
Wissenschaftlich begründete Trainingsform

Was ist Stretching eigentlich genau? Eine Fitnessmethode? Ein Wellness- und Entspannungskonzept? Oder eine aus der Sportmedizin stammende Rehabilitationstherapie?

▶ Der Begriff »Stretching« leitet sich aus dem englischen »to stretch« = dehnen, länger werden, aber auch weiter werden ab. Im weitesten Sinn können daher alle Techniken, bei denen bestimmte Körperbereiche gedehnt und gestreckt werden, als Stretching bezeichnet werden.

▶ Im engeren Sinn ist Stretching allerdings eine wissenschaftlich begründete Trainingsform, die nicht nur von Leistungssportlern und Fitnesstrainern, sondern auch von Sportärzten und Physiotherapeuten (Krankengymnasten) eingesetzt wird. Ursprünglich vor allem in der orthopädischen Rehabilitation angewandt, wurden Beweglichkeitsübungen zunehmend auf den Leistungssport übertragen. Heute gewinnt Stretching auch im Freizeitsport und im Wellnessbereich zunehmend an Bedeutung.

len bzw. medizinischen Traditionen zurückverfolgen. So wurden spezielle Dehnpositionen (Asanas) im Yoga eingesetzt, um den Körper auf die Meditation vorzubereiten. Die auf vielen altindischen Tempeln abgebildeten Körperstellungen haben nichts mit Gymnastik zu tun. Yoga arbeitet zwar mit dem Körper – Ziel ist jedoch nicht körperliche Fitness, sondern geistige Entwicklung.

Meditation und Heilung

Doch nicht nur im Yoga, auch in der traditionellen chinesischen Medizin wurden Dehnübungen genutzt – wenn auch weniger aus spirituellen als vielmehr aus therapeutischen Gründen. Die Methoden der chinesischen Medizin zielen darauf ab, die Lebensenergie (Qi) in den Energiebahnen (Meridianen) zum Fließen zu bringen und die Selbstheilungskräfte des Körpers dadurch zu aktivieren.

Stretchen mit System

In Bezug auf die Ausführung, die Häufigkeit und Dauer der Dehnung gibt es beim Stretching viele Varianten. Unabhängig von diesen unterschiedlichen Spielarten ist Stretching aber immer Dehnung mit System!

Nur wenn Dehntechniken gezielt, regelmäßig und nach festen Regeln ausgeführt werden, bringen sie die gewünschten Erfolge. Wer nur »irgend-wie« und »irgendwann« stretcht, wird damit kaum etwas erreichen. Im Gegenteil: Wer Dehnübungen falsch – vor allem verbissen und ruckartig – durchführt, muss im schlimmsten Fall sogar mit Verletzungen rechnen.

Ganz gleichgültig, ob Sie Ihre sportlichen Leistungen steigern, Ihre Muskulatur trainieren, lästige Rückenschmerzen lindern oder Stress abbauen wollen – Sie sollten Stretching immer mit Köpfchen und System betreiben. Nur so sind die Beweglichkeit von Muskeln, Bändern, Gelenkkapseln und Sehnen sowie die damit verbundenen psycho-physischen Funktionen zu verbessern.

Nach aktuellen trainingswissenschaftlichen Erkenntnissen sollte Stretching immer langsam, sanft und ohne federnde oder ruckartige Bewegungen durchgeführt werden. Im Gegensatz zur Gymnastik ist Stretching also keine dynamische, sondern eine statische Methode: Das bedeutet, dass der Körper während der Dehnung nicht bewegt, sondern still gehalten wird.

Ein Weg, viele Ziele

Die Ziele des Stretching sind vielfältig. Sie richten sich nach den jeweiligen Bedürfnissen und sind in der Kran-

Mehr Harmonie

Wer heute stretcht, will vor allem seine Flexibilität erhöhen und seine allgemeine Fitness verbessern. Dass die Stretchingübungen auch dazu beitragen, energetische Blockaden im Körper zu lösen und die Lebensenergie in harmonische Bahnen zu lenken, wissen aber die wenigsten.

kengymnastik natürlich anders definiert als im Profisport. Grundsätzlich zielt jedes Stretchingtraining jedoch darauf ab, eine optimale Dehnfähigkeit zu erreichen. Dabei ist die optimale nicht mit der maximalen Flexibilität zu verwechseln.

Stretchingtechniken sollen die freie Bewegung aller Gelenke ermöglichen und Blockaden abbauen, die die physiologische Bewegungsfreiheit einschränken. Eine übertriebene Dehnbarkeit, wie wir sie bei Akrobaten und Schlangenmenschen beobachten, ist

jedoch nicht das Ziel des Stretching. Eine forcierte maximale Dehnbarkeit der Muskeln, Bänder und Gelenkkapseln geht auf Kosten der Stabilität der Gelenke. Die Dehnfähigkeit sollte daher immer an die individuellen Möglichkeiten und Bedürfnisse angepasst werden. So sollten beispielsweise Menschen, die ein sehr schwaches Bindegewebe haben und hypermobil (extrem flexibel) sind, beim Stretching besonders vorsichtig sein und Dehnübungen immer mit Kraftübungen kombinieren.

Wie Stretching fit hält

Gezieltes Stretchingtraining erhöht die Flexibilität der Gewebestrukturen unseres Bewegungsapparats. Je elastischer das Gewebe ist, desto schneller können die Muskeln auf Außenreize reagieren. Das Gute dabei: So steigt die Belastbarkeit, während zugleich die Verletzungsgefahr sinkt. Für alle, die genauer wissen wollen, wie und warum Stretching funktioniert, werden im Folgenden kurz die wichtigsten Wirkmechanismen beschrieben, bevor es dann in die Stretchingpraxis geht.

Gesunde Gelenke

Unsere Gelenke werden uns meist nur dann bewusst, wenn sie aufgrund von Verletzungen oder Erkrankungen weh-

tun oder sich versteifen. Akute und chronische Gelenkprobleme können nicht nur schmerzhaft, sondern auch sehr lästig sein, da der Zustand unserer Gelenke unsere körperliche Bewegungsfreiheit bestimmt.

Die Gelenke, die die Knochen miteinander verbinden, ermöglichen uns all unsere Bewegungen. Egal, ob Sie eine Runde Rad fahren, Wäsche aufhängen oder auch nur aus dem Sessel aufstehen – Ihr Aktionsradius wird dabei immer von der Funktionsfähigkeit Ihrer Gelenke mitbestimmt.

Werfen wir einen kurzen Blick auf den Gelenkaufbau: Die Gelenkflächen sind von einer festen Faserknorpelschicht überzogen. Sanfte Stretching-

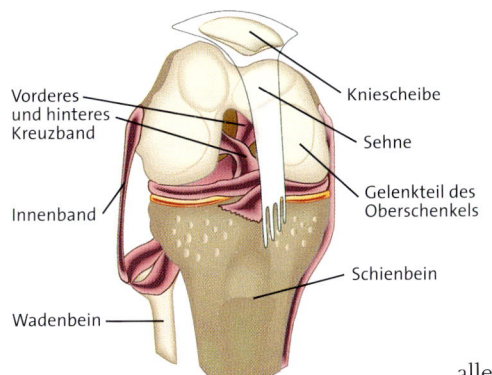

Vorderes und hinteres Kreuzband

Innenband

Wadenbein

Kniescheibe

Sehne

Gelenkteil des Oberschenkels

Schienbein

Gesunde Gelenke sind ganz maßgeblich für unsere Beweglichkeit! Hier exemplarisch eine Darstellung des Kniegelenks mit Kniescheibe.

übungen verbessern die Versorgung des Knorpelgewebes, das durch Be- und Entlastung besser durchblutet und mit Nährstoffen versorgt wird. Zwischen den Gelenkflächen liegt der Gelenkspalt. Das Gelenk wird von der schützenden Gelenkkapsel umschlossen. An der Innenschicht dieser Kapsel wird eine farblose Flüssigkeit produziert – die Synovia. Diese Flüssigkeit, die in den Gelenkspalt abgesondert wird, vermindert den Reibungswiderstand zwischen den Gelenkflächen. In gewisser Weise dient die Synovia somit als Schmiermittel. Und natürlich gilt: Je weniger Schmiermittel produziert wird, desto leichter kommt es zu Reibungen und auch zu Verschleißerscheinungen.

Bei längerer Bewegungslosigkeit lässt die Produktion der Gelenkflüssigkeit und damit auch die Beweglichkeit der Gelenke nach. Durch Stretching wird die Synovia-Produktion jedoch schnell wieder angeregt. Aus diesem Grund sollten Sie Ihren Körper nach längerem Liegen oder Sitzen gründlich durchdehnen und strecken, bevor Sie wieder körperlich aktiv werden.

Wer rastet, der rostet – dies gilt vor allem für unseren Bewegungsapparat und insbesondere für die Gelenke. Doch um Ihre Gelenke in Schuss zu halten, müssen Sie nicht gleich zum Leistungssportler werden. Regelmäßig etwas körperliche Bewegung und einige kleine Dehnübungen – das reicht vollkommen aus.

Durch Stretchingübungen

▸ Können Sie sich die Funktionsfähigkeit Ihrer Gelenke bis ins hohe Alter erhalten
▸ Vergrößert sich der maximal erreichbare Gelenkwinkel und damit auch die Beweglichkeit
▸ Werden einseitige Belastungen der Gelenke ausgeglichen
▸ Wird die Produktion der Synovia angeregt, werden die Gelenke vor Abnutzung geschützt
▸ Verbessert sich die Versorgung der Gelenkknorpel, wodurch einer Rückbildung der Knorpelsubstanz entgegengewirkt wird

Flexible Muskeln

Im Gegensatz zu den passiven Bewegungsorganen wie Sehnen, Bändern und Gelenkkapseln, deren Elastizität sich durch Stretching lediglich in

Da sich Beweglichkeitseinschränkungen von Wirbelsäule, Hüft- oder Schultergelenken früher oder später unangenehm bemerkbar machen und oft Schmerzen verursachen, sind Stretchingübungen auch für den Alltag empfehlenswert.

Wie Sie sicher wissen, ist Stretching eine gute Methode, um sich auf sportliche Aktivitäten vorzubereiten. Doch Stretching bietet auch eine ideale Möglichkeit, den Körper nach Belastungen zu entspannen und die Erholungsphase somit zu verkürzen. Stretching trainiert und schützt den gesamten Bewegungsapparat. Tatsächlich gehen die Wirkungen des systematischen Dehnens jedoch noch sehr viel weiter. Die wichtigsten Vorteile: Durch Stretching

▶ Erhöht sich die Elastizität Ihrer Gelenke, Muskeln, Sehnen und Bänder sowie des umgebenden Bindegewebes spürbar

▶ Wirken Sie einer Verkürzung Ihrer Muskeln entgegen. Sollten bereits Muskelverkürzungen bestehen, können Sie diese im Lauf der Zeit mit Stretching sogar wieder rückgängig machen

▶ Erhöhen Sie die Belastbarkeit Ihrer Muskeln

▶ Tragen Sie zur Verbesserung der Muskelform bei

▶ Senken Sie das Verletzungsrisiko Ihrer Gelenke, Muskeln und Sehnen beim Sport wie auch im Alltag

▶ Beschleunigen Sie die physische und psychische Erholung nach dem Training

▶ Beugen Sie Muskelkater vor

▶ Tragen Sie dazu bei, Verschleißerscheinungen entgegenzuwirken

▶ Sorgen Sie dafür, dass Sie bis ins hohe Alter beweglich bleiben

▶ Erhalten Sie die Flexibilität und damit die Gesundheit Ihrer Wirbelsäule

▶ Verbessern Sie die Durchblutung und regen den Kreislauf auf sanfte Weise an

▶ Vertreiben Sie Müdigkeit und Erschöpfung

▶ Aktivieren Sie Ihren Stoffwechsel und unterstützen somit die Entgiftung Ihres Organismus

▶ Werden Ihre Bewegungen mit der Zeit geschmeidiger und anmutiger

▶ Entwickeln Sie Ihr Körperbewusstsein weiter

▶ Werden Sie empfänglicher für die Signale, die Ihr Körper sendet, und können Disharmonien schon im Anfangsstadium ausgleichen

▶ Tragen Sie zur Verbesserung Ihrer Körperhaltung und Ihrer gesamten Ausstrahlung bei

▶ Können Sie Muskelverhärtungen und -verspannungen lösen, die vor allem nach langem Sitzen oder bei einseitiger Belastung auftreten

▶ Bauen Sie Stress ab, da Stretching nicht nur den Körper, sondern auch die Seele entspannt

relativ engen Grenzen beeinflussen lässt, sprechen die Muskeln, die aktiven Bewegungsorgane, sehr stark auf Dehntechniken an. Und tatsächlich werden beim Stretching auch vor allem die Muskeln gedehnt.

Unsere Muskeln sind eigentlich flexibel. Normalerweise lässt sich ein Muskel ohne weiteres auf das Doppelte seiner Länge dehnen. Die Muskeln bestehen aus winzigen, aber hoch elastischen Muskelfasern. Werden die Muskeln – oder genauer gesagt die Skelettmuskeln – zu selten oder einseitig beansprucht, kommt es leicht zu einer Verkürzung der Muskelfasern. Dies hat unangenehme Folgen, da Muskelverkürzungen nicht nur die Beweglichkeit einschränken, sondern oft auch Haltungsfehler nach sich ziehen.

So wirkt Stretching auf die Muskulatur

▸ Es vergrößert die Dehnbarkeit der Muskelfasern.
▸ Es erhöht die Zugtoleranz der Muskeln. Auf den gedehnten Muskel können somit größere Kräfte einwirken, bevor es zu Zerrungen oder anderen Verletzungen kommt.
▸ Es beugt Muskelkater vor und beschleunigt die Erholung der Muskulatur nach dem Training.
▸ Es verbessert die Muskeldurchblutung und trägt dazu bei, Verspannungen und Verhärtungen abzubauen.

Last but not least bieten Stretchingtechniken auch die Möglichkeit, einer muskulären Dysbalance entgegenzuwirken. Dieses Ungleichgewicht zwischen den einzelnen Muskeln und ihren jeweiligen Gegenspielern führt oft zu Schmerzen, Bewegungseinschränkungen oder Fehlhaltungen. Zu den Faktoren, die am häufigsten zur Entwicklung muskulärer Dysbalancen beitragen, gehören Bewegungsmangel, einseitige Tätigkeiten im Beruf, schlechtes oder zu langes Sitzen, aber auch Verletzungen, die eine lange Ruhigstellung erfordern, wie etwa Knochenbrüche und Bänderrisse. Nicht zuletzt können auch seelische Belas-

Durch Stretching verbessert sich das Zusammenspiel sowohl der Muskeln untereinander als auch der einzelnen Fasern innerhalb eines Muskels: Bewegungen werden geschmeidiger und verbrauchen weniger Energie.

Durch Stretching werden Sie nicht zum Muskelprotz, sondern tun auf sanfte Weise eine Menge für Beweglichkeit, Form und Kraft Ihrer Muskulatur.

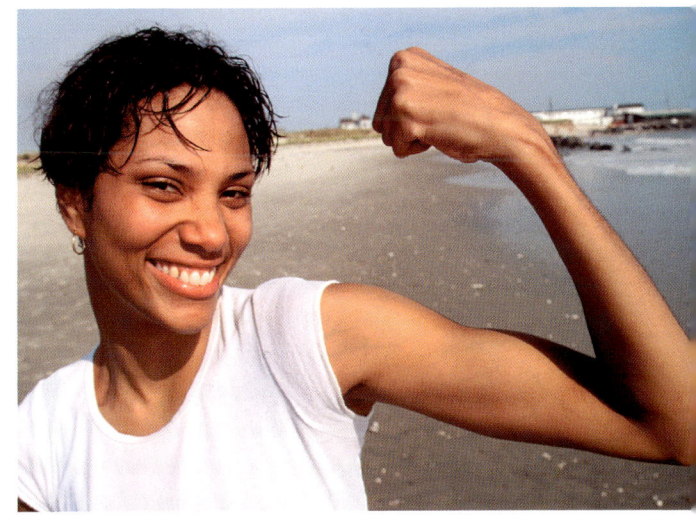

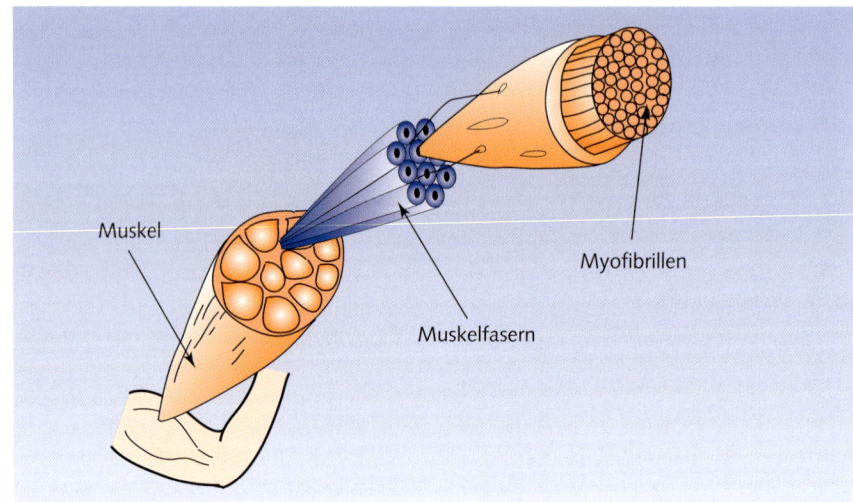

Muskel

Myofibrillen

Muskelfasern

tungen wie depressive Verstimmungen oder Ängste muskuläre Dysbalancen begünstigen.

Mehr Kraft durch Stretching?

In sportphysiologischen Untersuchungen konnte nachgewiesen werden, dass Muskeln nach Stretchingprogrammen mehr Kraft entwickeln. Zum einen wurde beobachtet, dass Muskeln, die durch Stretchingtechniken gezielt gedehnt wurden, anschließend in der Maximaldehnung höhere Zugkräfte aushielten. Zum anderen zeigte sich aber auch, dass die isometrische Maximalkraft nach einem Stretchingprogramm deutlich höher war als vor dem Training.

Regelmäßig durchgeführt, kann Stretching somit nicht nur die Beweglichkeit, sondern auch die Kraft der

Muskeln entwickeln. Allerdings stellt Stretching nur eine sehr sanfte Form des Krafttrainings dar – große Muskelberge lassen sich dadurch natürlich nicht entwickeln. Wer vor allem Kraft und Muskelmasse aufbauen will, sollte daher neben Dehn- unbedingt auch Kräftigungsübungen durchführen. Für alle »Muskelfans« ist aber sicher sehr interessant, dass Stretchingtechniken ein Muskeltraining gut ergänzen, da sie sich positiv auf die Form der Muskeln auswirken und dem trainierten Körper ein harmonischeres Aussehen verleihen.

Die Rolle der Muskelspindeln

Jeder Skelettmuskel verfügt über eine große Anzahl von Muskelspindeln. Diese Muskelspindeln sind winzige, spindelförmige Informationszentralen, die parallel zu den Muskelfasern angeordnet und von bindegewebigen Kapseln umschlossen sind. Wie kleine Wächter bewachen sie den Dehnungszustand der Muskeln. Über sensible Rezeptoren registrieren die Muskelspindeln den jeweiligen Dehnungszustand des Muskels und somit die aktuelle Muskellänge.

Wird ein Muskel allzu plötzlich gedehnt, feuern die Muskelspindeln starke Impulse ab, die über das Rückenmark reflektorisch zu einer Kontraktion der gedehnten Muskelfasern führen. Einfacher ausgedrückt: Sobald der Dehnungsreiz zu groß wird, zieht sich der Muskel reflexartig zusammen.

Kleine Wächter mit großer Wirkung

Die Stoppsignale der Muskelspindeln sind Teil eines äußerst wichtigen Schutzmechanismus, der vor Verletzungen wie Faserrissen oder Überdehnungen schützt. Dieser Mechanismus sorgt dafür, dass Muskeln nur bis zu einem gewissen Grad gedehnt werden können und sofort einen Dehnwiderstand aufbauen, sobald dieser Grad überschritten wird. Die Reizung der Muskelspindeln ist dabei umso größer, je schneller und intensiver der Muskel gedehnt wird. Im Gegensatz dazu führt ein langsames und behutsames Dehnen dazu, dass sich der Dehnwiderstand schon nach wenigen Se-

kunden löst und der Muskel dann noch ein kleines Stück weiter gedehnt werden kann.

Was heißt das alles für die Stretchingpraxis? Ganz einfach: Schnelle, ruckartige, federnde oder wippende Bewegungen sind beim Dehnen unbedingt zu vermeiden; sie führen nur dazu, dass der Muskel sich sperrt. Wenn Sie dann nämlich versuchen, die natürliche Dehngrenze zu überschreiten, werden deutliche Schmerzsignale ausgelöst. Falsch ausgeführt, kann Stretching in solchen Fällen zur reinsten Quälerei werden.

Relax!

Um reflektorische Kontraktionen zu vermeiden und die Flexibilität der Muskeln zu erhöhen, sollten Sie nicht nur langsam und vorsichtig dehnen, sondern sich beim Stretching auch innerlich entspannen. Stress und innere Anspannungen begünstigen nämlich Verspannungen in der Muskulatur. Wahrscheinlich wissen Sie das aus eigener Erfahrung: Denken Sie nur einmal an Ihren letzten Zahnarztbesuch… Im Zahnarztsessel stehen wir meist unter Stress. Die Folge: Wir ziehen die Schultern nach oben – Gesichts-, Arm- und Bauchmuskeln ver-

Dehnbarer

Mit der Zeit können Sie die Reizschwelle Ihrer Muskelspindeln durch Stretching systematisch erhöhen und die Dehnbarkeit Ihrer Muskeln somit allmählich deutlich verbessern. Wichtig ist dafür, dass Sie regelmäßig und behutsam stretchen – auf keinen Fall darf etwas wehtun. Auch innerlich sollten Sie immer das nötige Maß an Entspannung mitbringen.

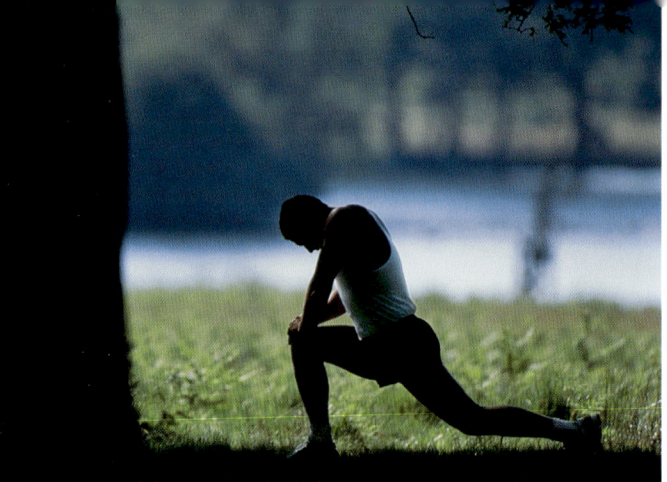

Auch Sehnen und Bänder halten Sie durch Stretching fit.

Sehnen und Bänder bestehen aus kräftigem Bindegewebe. Sie bilden die Verbindung zwischen Knochen und Muskeln bzw. Gelenken.

spannen sich. Leider wird die Behandlung dadurch oft schmerzvoller, als sie sein müsste, da Anspannungen die Schmerzschwelle herabsetzen.

In tiefen Entspannungszuständen sind unsere Muskeln hingegen besonders locker und dehnbar. Wichtig also wiederum für die Praxis: Durch Entspannung, Geduld und Gelassenheit beim Stretching kann die Aktivität der Muskelspindeln herabgesetzt und die Elastizität der Muskeln somit auf sanfte Weise erhöht werden.

Bindegewebe, Sehnen, Bänder

Neben der Muskulatur wird auch das Bindegewebe beim Stretching besonders stark gedehnt, denn nicht nur die Muskelfasern, sondern auch die sie umgebenden Bindegewebefibrillen sprechen ausgesprochen gut auf das Stretchtraining an.

Die Muskelfasern sind von Bindegewebeschichten umhüllt. Je weniger wir uns bewegen, desto eher neigen diese Bindegewebeschichten zur Verfestigung und zu Verklebungen.

Durch regelmäßiges Stretching werden die Bindegewebeschichten jedoch geschmeidig gehalten.

Im Gegensatz zu Muskeln und Bindegewebe sprechen Sehnen und Bänder weniger stark auf Dehnübungen an. Die Sehnen, die mit den Knochen verbunden sind, werden beim Stretching nur leicht gedehnt. Dennoch schützen Stretchingtechniken nicht zuletzt auch die Sehnen vor Verletzungen. Und wer über lange Zeit regelmäßig übt, kann die Flexibilität der Sehnenfaserstrukturen durch Stretching sogar deutlich erhöhen.

Die Bänder dienen vor allem dazu, die Gelenke zu stabilisieren. Sie bestehen aus straffem Bindegewebe und umspannen die Gelenke in Form von Faserzügen. So wie die Sehnen und Gelenkkapseln gehört auch der Bandapparat zu den passiven Bewegungsorganen, die nicht so flexibel sind wie die Muskeln. Eine übermäßige Elastizität der Bänder ist gar nicht wünschenswert, denn die Bänder schützen die Gelenke, indem sie ihren Bewegungsradius in natürlichen Grenzen halten. Allzu elastische Bänder würden nur die Stabilität der Gelenke gefährden.

Durch Stretching können Sie Ihren Bandapparat zwar geschmeidig und gesund erhalten, ein »Ausleiern« der Bänder brauchen Sie jedoch selbst durch intensive Dehnübungen nicht zu befürchten.

Wer sollte stretchen?

Im Gegensatz zu vielen anderen Fitnessmethoden ist Stretching an keine besonderen Voraussetzungen oder Fähigkeiten gebunden. Jeder kann Dehnübungen mit Erfolg einsetzen. Alter, Fitness und Beweglichkeit spielen dabei überhaupt keine Rolle, denn Stretching ist ganz leicht an individuelle Bedürfnisse anzupassen.

So brauchen Akrobaten und Tänzer z. B. ein Höchstmaß an Flexibilität. Für sie gehört tägliches Dehnen zum Standardtrainingsprogramm. Ein extrem beweglicher Körper ist sowohl im Tanz als auch in der Akrobatik ein absolutes Muss, und so ist es kein Wunder, dass hier oft tagtäglich viele Stunden in Beweglichkeitsübungen investiert werden.

Auch im Leistungssport werden Stretchingtechniken häufig und intensiv eingesetzt. In einigen Disziplinen, wie etwa beim Geräte- oder Bodenturnen, sind Dehnübungen das A und O. Doch eigentlich sollte Stretching in jeder Sportart seinen festen Platz haben: Ganz gleich, ob Sie sich mit Jogging oder Radfahren fit halten, ob Sie Tennis, Golf, Squash oder Fußball spielen oder lieber im Fitnessstudio trainieren – auf Dehnübungen sollten Sie dabei nie verzichten. Stretching senkt Ihr Verletzungsrisiko, verbessert Ihre Leistungen und schärft Ihre Körperwahrnehmung – drei ganz große Vorteile, die Sie in jeder sportlichen Disziplin nutzen können.

Nicht zuletzt profitieren übrigens auch Kraftsportler und Bodybuilder in hohem Maß von Stretchingtechniken. Aktuelle Untersuchungen aus den USA belegen, dass Kraftsportler ihr Verletzungsrisiko um rund 50 Prozent senken können, wenn sie ihr Krafttraining mit Beweglichkeitsübungen kombinieren. Doch Stretching kann sogar die Effektivität des Muskeltrainings steigern. Durch Dehnübungen wird der Aktionsradius der Gelenke optimiert, was die Kontraktionsmöglichkeiten der Muskeln verbessert und den Aufbau von Muskelmasse erheblich erleichtert.

Stretching für Faulenzer und Vielsitzer?

Wer glaubt, dass Stretching nur etwas für Fitnessfreaks ist, täuscht sich. Die Vorteile des Stretching sind gerade für Menschen, die sich wenig bewegen, enorm. Tatsächlich passt Stretching sehr gut zu den Bedürfnissen unserer heutigen, bewegungsarmen Zeit.

Wer keinen Sport treibt, selten spazieren geht und sein Fahrrad nur in absoluten Ausnahmefällen benutzt, ros-

Sportive sind fröhlicher als Couch-Potatoes. Eine bundesweite Umfrage ergab, dass 55 Prozent der Trimmer weniger Stress in Job und Privatleben haben, seit sie sich gezielt bewegen.

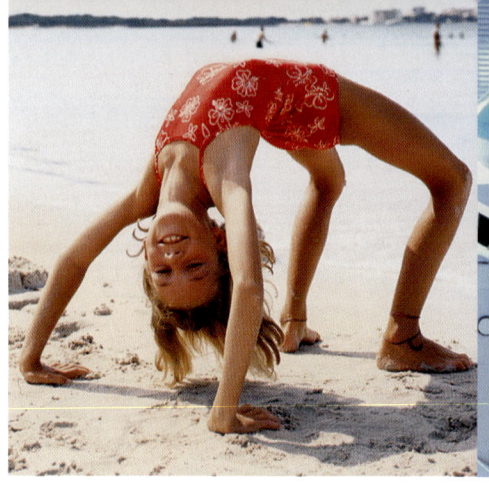

tet besonders leicht ein. Ob Sie nun aber bekennender Nichtsportler oder aus beruflichen Gründen zu Sitzmarathons gezwungen sind, ist ganz egal. Die Folge ist auf jeden Fall, dass Sie zu wenig Bewegung abbekommen. Und Bewegungsmangel führt leider häufig zu Nacken- und Rückenschmerzen und anderen Beschwerden.

Wer den Großteil des Tages im Sitzen oder Stehen verbringt, leidet besonders oft unter Verspannungen und Haltungsschäden. Symptome wie hoch gezogene Schultern, »Rundrücken«, Hohlkreuz und Muskelverkürzungen – all das sind nur einige der Probleme, die durch eine einseitige und bewegungsarme Lebensweise verstärkt werden. Und gerade hier können einige kleine Stretchingübungen wahre Wunder wirken!

Ohne Mühe und Anstrengung

»Stretch & Balance« – »Dehnen und Entspannen«: Diese effektive Wellnessmethode lässt sich mit einem Minimum an Zeit anwenden. Indem Sie eingerostete Muskeln hin und wieder sanft dehnen, können Sie Ihre Haltung korrigieren, die Durchblutung verbessern und den Kreislauf sanft in Schwung bringen. Für Faule und Sportmuffel bietet Stretching außerdem eine einfache Möglichkeit, Stress und Verspannungen abzubauen und das Wohlbefinden zu erhöhen.

Stretching ist also keineswegs nur etwas für Sportler: Dehnübungen tun gerade solchen Menschen gut, die sich zu wenig bewegen – und das sind wohl die meisten von uns. Vor allem kann Stretching aber die Brücke von einem »unbewegten« zu einem aktiven Leben schlagen: Auch wenn Sie bisher wenig für Ihre körperliche Fitness getan haben – ein paar einfache Dehnübungen lassen sich leicht in den Alltag integrieren. Und mit der Zeit bekommen Sie vielleicht Lust, noch etwas mehr für Ihre Gesundheit, Ihre Figur oder Ihr Wohlbefinden zu tun. Da Stretching die Belastbarkeit der Muskulatur erhöht und das Körperbewusstsein verbessert, bereitet Sie diese sanfte Methode ganz nebenbei auf jede Art von Fitnesstraining vor.

Forever young durch Stretching

Stretching ist eine einfache Anti-Aging-Strategie. Indem Sie sich regelmäßig »jung dehnen«, können Sie Ihre biologische Uhr ein ordentliches Stück zurückdrehen.

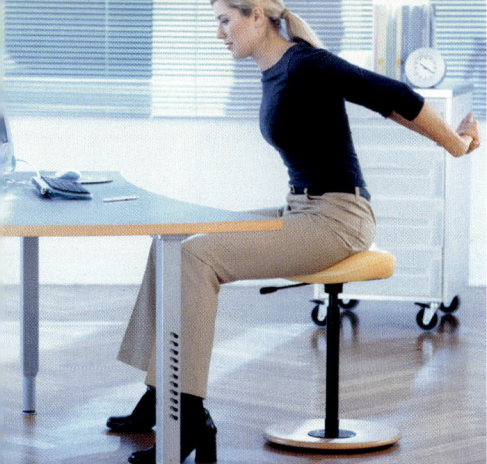

Kinder sind beneidenswert biegsam! Diese Flexibilität können Sie in späteren Jahren zwar nicht mehr erreichen, aber Dehnübungen schaffen einen effektiven und wohltuenden Ausgleich – besonders wenn Sie viel sitzen müssen.

Beweglichkeit ist ein deutliches Anzeichen für einen jugendlichen Körper. Kleine Kinder sind noch sehr flexibel. Schon im Schulalter lässt die Gelenkigkeit bei vielen Kindern nach. Und mit zunehmendem Alter nimmt die Flexibilität dann nach und nach ab. Bis zu einem gewissen Grad ist dieser Versteifungsprozess ganz normal – was aber nicht heißt, dass Sie nicht dagegen ansteuern können. Tatsächlich liegt der entscheidende Faktor beim Altern nämlich nicht so sehr im Älterwerden an sich als vielmehr in der Art und Weise, wie wir mit unserem Körper umgehen.

Bleiben Sie flexibel!
Auch der Bewegungsapparat will gepflegt sein

Die beste Möglichkeit, lange jung zu bleiben, besteht darin, dass Sie Ihren Bewegungsapparat und insbesondere Ihre Gelenke pflegen. »Der Mensch ist so jung wie seine Gelenke« – so lautete die These, die der Orthopäde Prof. Dr. H. Cotta in seinem gleich lautenden Buch vor gut 20 Jahren aufstellte. Chinesische Ärzte waren allerdings schon vor rund 4000 Jahren der Auffassung, dass der Alterungsprozess in den Gelenken beginnt. Der chinesische Philosoph Lao Tse hat den Zusammenhang zwischen Flexibilität und Lebendigkeit in seiner berühmten Schrift, dem Tao Te King, in schöner Weise deutlich gemacht. Er schreibt:

> »Weich und biegsam ist der Mensch, wenn er geboren wird,
> starr und hart ist er, wenn er stirbt.
> Weich und biegsam sind Gras und Baum, wenn sie jung sind,
> starr und hart, wenn sie sterben.
> So sind also Härte und Starrheit Gefährten des Todes;
> Weichheit und Biegsamkeit Gefährten des Lebens.«

**»Die Jugend wäre eine noch viel schönere Zeit, wenn sie etwas später im Leben käme.«
(Charlie Chaplin)**

Zweifacher Gewinn: Körperliche Bewegung beugt nicht nur Gesundheitsproblemen vor, sondern steigert auch die geistige Fitness massiv.

Wer ein aktives und gesundes Leben führt, wird sehr wahrscheinlich auch im hohen Alter noch aktiv und gesund sein. Und wer seinen Körper weich und flexibel hält, braucht keine Angst vor Verschleißerscheinungen und Gelenkversteifungen zu haben. Sanftes Stretching ist die beste Garantie gegen den schleichenden Verlust unserer natürlichen Gelenkigkeit.

Kommen Sie nicht in die Jahre!

Nicht umsonst sind viele Menschen, die über längere Zeit regelmäßig Yoga ausüben, äußerst flexibel. Erstaunlicherweise gilt das auch für Senioren. In Yogakursen finden sich nicht selten Teilnehmer im Alter von 70 oder gar 80 Jahren, deren Flexibilität manch 20-Jährigen vor Neid erblassen ließe. Und was mit Yoga machbar ist, lässt sich natürlich auch durch Stretching erreichen, denn im Grunde genommen ist Yoga nichts anderes als eine meditative und spirituell ausgerichtete Stretchingmethode.

In China halten sich sehr viele Menschen mit Qi Gong jung – einer Bewegungstherapie, die mit Atem und Körperdehnungen arbeitet. Doch auch durch Stretching können Sie eine ganze Menge tun, um sich noch mit 80 fit und vital zu fühlen: Die Stretch & Balance-Strategie verbindet Dehnübungen mit Atmen und Entspannung. Durch die Dehnübungen halten Sie Ihre Gelenke jung, durch die vertiefte Atmung tanken Sie neue Energien, das Entspannen baut Stress ab und trägt somit ebenfalls seinen Teil dazu bei, dem Alterungsprozess ein Schnippchen zu schlagen.

Stretching hält aber nicht nur Ihre Gelenke jung: Es hat sich gezeigt, dass Menschen, die im Alter körperlich beweglich bleiben, dabei meist auch geistig flexibler und anpassungsfähiger sind als ihre unbeweglichen Zeitgenossen. Das ist kein Wunder, denn letztlich bilden Körper, Seele und Geist eine untrennbare Einheit.

Neue Energien

Alles, was Sie tun, um Ihren Körper gelenkig zu halten, führt dazu, dass Ihre Lebensenergie ungehindert fließen kann – und zwar nicht nur auf der körperlichen, sondern auch auf der mentalen Ebene. Wer beweglich ist, bewegt sich gern. Wer sich aber gern bewegt, bewegt sich öfter und sammelt dadurch mehr Erfahrungen. Und wer auf diese Weise ständig für neue Impulse sorgt, beflügelt Seele und Geist und weiß genau, dass man immer nur so alt ist, wie man sich fühlt.

Für Stretching ist es nie zu spät

Ganz gleichgültig, wie alt Sie sind – Sie können sofort mit dem Stretchtraining beginnen. Denn beim Stretching gibt es streng genommen weder »Anfän-

Gegenindikationen
Wer darf nicht stretchen?

▶ Beim Stretching verstehen sich die Gegenindikationen fast von selbst: Natürlich sollten Sie bei akuten Gesundheitsproblemen mit Fieber oder Entzündungen das Bett hüten und auf Fitnessaktivitäten inklusive Stretching verzichten.

▶ Bei akuten Verletzungen wie Bänderrissen oder Muskelzerrungen und nach Operationen gilt natürlich ebenfalls: Kein Stretching! In der Physiotherapie werden zwar bestimmte Stretchingtechniken eingesetzt, um den Heilungsprozess nach Operationen oder Verletzungen zu verkürzen, allerdings nicht in der akuten Phase. Als Krankengymnastik macht Stretching aber ohnehin nur unter professioneller Aufsicht Sinn.

▶ In einigen Fällen sollten Sie unbedingt zuerst Ihren Arzt fragen, bevor Sie Stretchingübungen durchführen. Dies gilt vor allem, wenn Sie unter rheumatischen Beschwerden leiden. Prinzipiell sollten Sie immer sehr behutsam und vorsichtig mit Ihrem Körper umgehen, wenn Sie Probleme im Bereich des Bewegungsapparats haben. Bei degenerativen Veränderungen an Gelenken oder Wirbeln können sanfte Stretchingübungen durchaus dazu beitragen, Beschwerden zu lindern. Klären Sie jedoch zuvor immer mit Ihrem Arzt oder Krankengymnasten ab, ob die jeweiligen Übungen sich für Sie eignen.

▶ So wichtig Stretching für Couch-Potatoes ist: Wer die letzten Jahre fast ausnahmslos am Schreibtisch, auf dem Sofa und vor dem Fernseher verbracht hat, sollte es beim Stretching langsam angehen lassen. Erzwingen Sie nichts, und nehmen Sie sich Zeit. Wenn Sie sehr ungelenkig und eingerostet sind, ist es zwar besonders wichtig, dass Sie wieder neuen Schwung in Ihren Körper bringen – doch ebenso wichtig ist, dass Sie dabei behutsam vorgehen.

▶ Wer unter Verschleißerscheinungen, Hypermobilität oder chronischen Erkrankungen im Bereich des Bewegungsapparats leidet, sollte Stretching nach Möglichkeit immer mit kräftigenden Übungen kombinieren. Gut trainierte Muskeln, die flexibel sind und dabei noch jede Menge Power schenken, halten den Bewegungsapparat fit, denn sie schützen Wirbelsäule, Gelenke und Bänder optimal.

Absolutes Stretchverbot gilt nur in wenigen Fällen. Wenn Sie die nebenstehenden Hinweise beachten, steht einem Dehnen mit Köpfchen nichts mehr im Weg.

ger« noch »Fortgeschrittene«. Jeder muss seine Grenzen täglich neu bestimmen. Und denken Sie immer daran: Stretching ist kein Leistungssport! Es geht nicht um Arbeit, sondern um Entspannung – nicht um Können, sondern um Spüren.

Wohltat von Anfang an

Natürlich werden Sie nach einigen Wochen deutlich flexibler sein als zu Beginn des Stretchtrainings; und natürlich werden Sie Ihren Körper mit der Zeit immer besser kennen lernen. Doch bereits von der ersten Minute an werden die Stretchingübungen Sie insgesamt lockerer und geschmeidiger machen.

Und obwohl es für Stretching nie zu spät ist, sollten Sie doch nicht zu lange damit warten. Beginnen Sie daher am besten noch heute, denn die Wirkungen sanfter Dehnübungen sind so angenehm und wohltuend für Körper und Seele, dass Sie nicht länger darauf verzichten sollten.

Wann stretchen?

Die Einsatzmöglichkeiten von Stretching sind sehr groß. Sie reichen von der kleinen Dehnpause im Alltag bis hin zum kompletten Wellness-Stretching-Programm.

Im Beruf und in der Freizeit gibt es viele Gelegenheiten, die eine oder andere Dehnübung einzusetzen. Wenn Sie am Schreibtisch arbeiten, können Sie beispielsweise Schultern und Brust dehnen, während Sie Ihren Computer hochfahren. Und während Sie telefonieren, können Sie ganz nebenbei etwas für die Flexibilität Ihrer Beinmuskulatur tun.

Wenn Sie Stretching als Wellnessstrategie einsetzen, hat das nichts mit Sport zu tun. Ziel ist es dann, sich dabei gründlich zu entspannen und einen guten Ausgleich zur täglichen Hektik zu schaffen. Allerdings werden die Stretchingübungen ganz nebenbei Ihre Fitness erhöhen, denn Stretching baut schließlich nicht nur Stress ab, sondern verbessert grundsätzlich immer auch Körperbewusstsein, Haltung und Flexibilität.

Wellnessprogramm Stretching

Mehr Wellness durch Stretching – das ist ganz einfach: Sie brauchen dafür nur rund zehn Minuten Zeit. Die Übungen des Fitness-Wellness-Grundprogramms (ab Seite 56) und die Stret-

Fit im Job

Zu Hause ist es natürlich leichter, einige Stretchingpausen einzulegen, als im Büro, wo Sie eher beobachtet werden können. Dennoch – mit etwas Einfallsreichtum bietet auch der Berufsalltag immer wieder mal die Möglichkeit für eine kurze Stretchingeinheit.

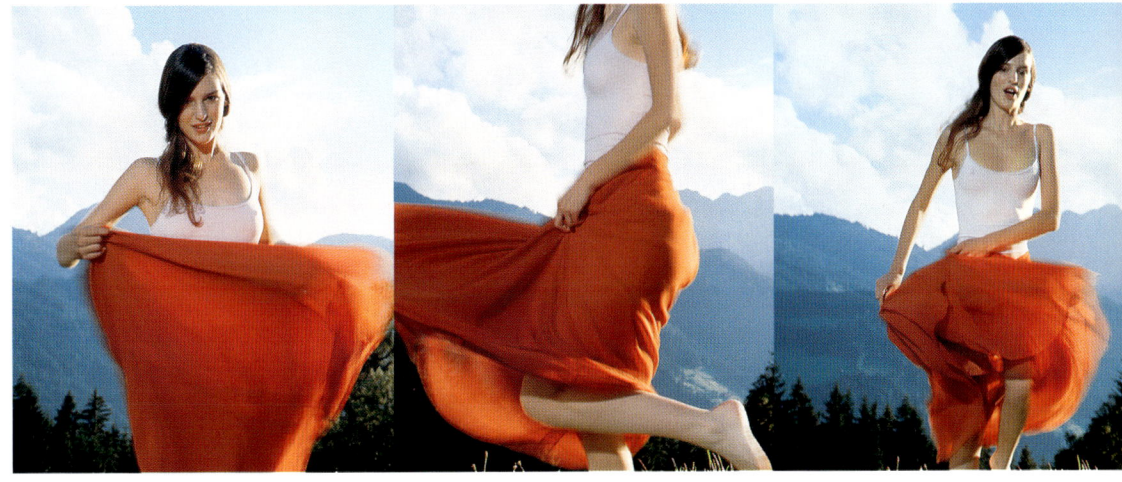

chingtechniken für einen gesunden Rücken (siehe Seite 94ff.) eignen sich ausgesprochen gut für ein persönliches Wohlfühlprogramm. Suchen Sie sich einige Übungen aus, die Ihnen besonders gut tun. Gehen Sie bei der Auswahl intuitiv vor – denken Sie nicht zu viel nach, sondern entscheiden Sie einfach aus dem Bauch heraus.

Gut auch für Eilige

Einige einfache Stretchingübungen genügen bereits, um sich zwischendurch schnell mal zu entspannen. Wenn Sie allerdings etwas mehr Zeit zur Verfügung haben, können Sie auch ein Rundumprogramm gegen Stress und Erschöpfung durchführen. Das ist gar nicht schwer: Wärmen Sie Ihren Körper vor dem Stretching einfach durch etwas Bewegung auf. Nach dem Stretching sollten Sie sich dann noch etwas Wärme gönnen und die entspannenden Wirkungen des Dehnens so noch verstärken.

Let's dance: Musik macht mobil und motiviert. Wenn Sie sich zu Ihrem Favoriten aus dem CD-Schrank rhythmisch bewegen, macht das Aufwärmen nochmal so viel Spaß – und Sie bereiten sich optimal aufs Stretchen vor!

So könnte Ihr Stretching-Wellness-Programm aussehen

1. GEHEN SIE eine Viertelstunde spazieren, oder drehen Sie eine Runde auf dem Fahrrad, oder tanzen Sie sich zu Ihrer Lieblingsmusik warm.

2. MACHEN SIE anschließend mindestens zehn Minuten lang Stretching. Suchen Sie sich dabei solche Übungen aus, die Ihnen besonders gut tun. Hetzen Sie sich aber keinesfalls ab. Wählen Sie lieber nur einige wenige Techniken aus, die Sie ganz in Ruhe ausführen und jeweils zwei bis dreimal wiederholen können, anstatt viele Übungen »eben mal schnell durchziehen« zu müssen.

3. ENTSPANNEN SIE sich zum Schluss in der warmen Badewanne oder unter der heißen Dusche.

Terminnot? Hektik? Stress? Merke: Für Dinge, die man wirklich will, lässt sich auch genügend Zeit finden.

Wer Stretching als Wellnessprogramm einsetzen möchte, kann dies prinzipiell zu jeder Tageszeit tun. Generell gilt: Am Abend ist der Körper elastischer als morgens. Doch für Frühaufsteher ist der Morgen trotzdem eine gute Zeit. Durch die Dehnübungen wird der Körper gründlich aktiviert – so können Sie mit viel Energie in den Tag starten.

Letztlich ist es reine Geschmackssache, zu welcher Tageszeit Sie stretchen wollen. Gleich nach dem Aufwachen sollten Sie sich im Bett gründlich räkeln und strecken, denn dadurch werden die Produktion der Gelenkflüssigkeit und die Durchblutung der Muskeln angeregt. Auch abends nach getaner Arbeit ist Stretching Gold wert. Denn durch die sanften Dehnungen kommen Sie schnell wieder zur Ruhe. Spannungen, die sich im Lauf des Tages angesammelt haben, verschwinden schon nach wenigen Minuten.

Warm-up – so dehnen Sie sich warm

Sie können Stretching bei jeder Art von Fitnesstraining einsetzen, um Ihren Körper aufzuwärmen und ihn auf die bevorstehenden Belastungen vor-

zubereiten. Für die meisten Sportarten gilt allerdings: Ein gutes Warm-up besteht immer sowohl aus Dehntechniken als auch aus kreislaufanregenden Übungen!

Es stimmt zwar, dass Stretching die Durchblutung anregt und sich die Muskeln dabei bis zu einem gewissen Grad aufwärmen – doch durch ein Stretchtraining allein ist ein gründliches Aufwärmen nicht möglich. Dies gilt besonders für Schnellkraftsportler. Wenn Sie in kurzer Zeit hohe Leistungen bringen müssen, ist es besonders wichtig, dass Sie beim Aufwärmen auch Ihren Kreislauf anregen.

Wenn Sie Gewichte stemmen, einen Radmarathon fahren, Tennis oder Fußball spielen oder gar Rekorde im 100-Meter-Lauf brechen wollen, kommt es beim Warm-up-Stretching auf die richtige Technik an. In Untersuchungen wurde beobachtet, dass lange und intensive Stretchingprogramme im Schnellkraftbereich zu Leistungseinbußen führen können. Diese nachteiligen Wirkungen treten jedoch nicht auf, wenn vor dem Training nur kurz und sanft gedehnt wird.

Soft-Stretching

Soft-Stretching – so lautet das Erfolgsrezept, wenn es darum geht, die Muskulatur optimal auf bevorstehende Trainingsbelastungen vorzubereiten. Wichtig dabei:

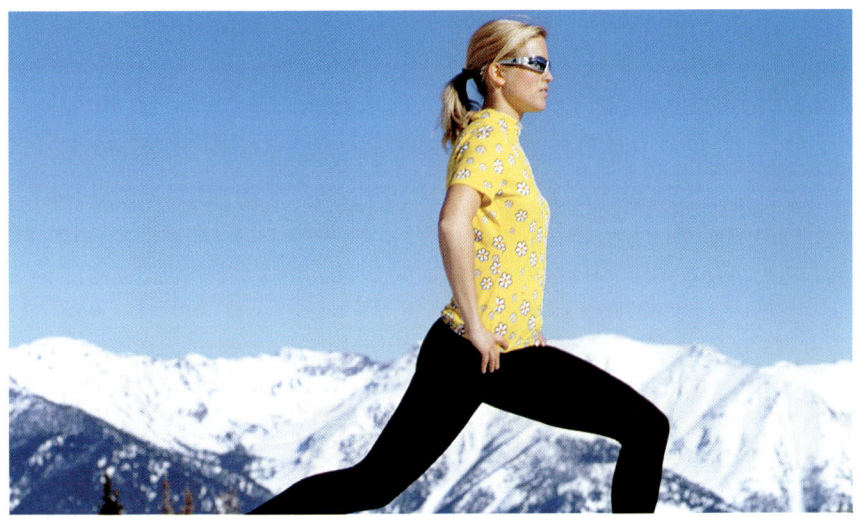

Stretching ist ortsungebunden und kann z. B. auch auf der Skipiste problemlos durchgeführt werden.

▶ Stretchen Sie nur kurz!

▶ Dehnen Sie die wichtigsten Muskeln nur je fünf bis acht Sekunden an.

▶ Verzichten Sie auf Wiederholungen – führen Sie jede Dehnübung nur einmal aus.

Das ideale Warm-up-Programm

1. BRINGEN SIE Ihren Kreislauf in Schwung: Investieren Sie mindestens acht bis zehn Minuten für lockeres Laufen oder Radfahren. Im Fitness-Center sollten Sie die gleiche Zeit auf dem Ergometer, dem Laufband oder Cross-Trainer verbringen.

2. GEHEN SIE vom Kreislauftraining ohne Pause zum Stretching über. Beschränken Sie sich dabei auf die wichtigsten Muskelgruppen – wählen Sie höchstens vier bis fünf Übungen aus. Führen Sie jede Dehntechnik nur einmal durch, und bleiben Sie nicht länger als acht Sekunden lang in der Dehnung. Legen Sie während Ihres Kurzprogramms keine Pausen zwischen den einzelnen Übungen ein. Das ganze Programm sollte nur wenige Minuten dauern.

3. FANGEN SIE nach dem Stretching gleich mit Ihrem Training an.

Wer sich mit sanften Sportarten wie Walking, Skilanglauf oder auch lockerem Jogging fit hält, braucht natürlich kein intensives Warm-up-Programm. Durch einige kleine Stretchingtechniken wärmen Sie Ihre Muskeln bereits etwas auf. Danach sollten Sie dann nicht gleich von Null auf Hundert durchstarten, sondern sich die ersten Minuten für das weitere Aufwärmen Zeit nehmen. Egal, ob Jogging, Wal-

Wer regelmäßig stretcht, verringert beim Sport sein Verletzungsrisiko und verkürzt seine Regenerationszeit.

king, Skilanglauf oder Schwimmen – wer sich an die Regel »Langsam anfangen und dann allmählich steigern« hält, wird sich sicher keine Verletzungen zuziehen.

Im Gegensatz zum Cool-down ist intensives Stretching beim Warm-up nicht angesagt. Dennoch sollten Sie ein paar kurze Dehnübungen auch in der Aufwärmphase nutzen. Dadurch können Sie Ihren Körper aufwecken und ihm signalisieren, dass das Training jetzt beginnt.

Cool-down – Stretching als Abwärmprogramm

Beim Cool-down ist Stretching besonders wichtig. Fast jedes intensivere Training führt zu einer Ermüdung der Muskulatur. Dies gilt nicht nur für Kraft-, sondern auch für Ausdauer-

Mach mal Pause!

Durch einfache Stretchingtechniken können Sie den Erholungswert von kleinen Pausen, beispielsweise im Berufsalltag oder auf langen Reisen, enorm steigern.

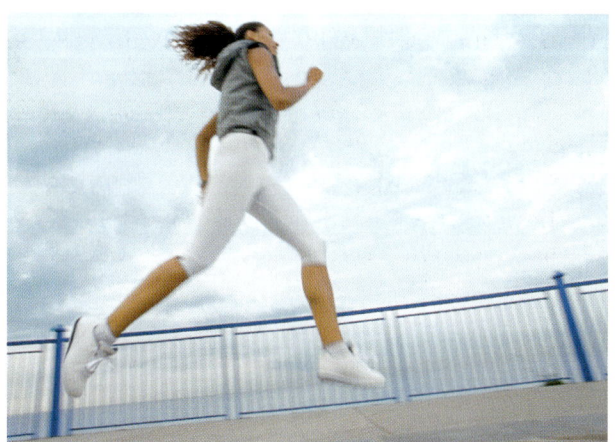

sportarten. Gönnen Sie sich daher im Anschluss an Ihr Training unbedingt etwas Zeit zum Abwärmen. So wie Sie Ihren Körper langsam auf Belastungen vorbereiten, sollten Sie ihn auch langsam abwärmen. Legen Sie am Ende Ihres Trainings eine Phase verminderter Intensität ein. Schon fünf Minuten Auslaufen, Ausschwimmen oder Zurückschalten genügen, um die Puls- und Atemfrequenz wieder auf den normalen Bereich abzusenken.

Stretchingübungen helfen Ihnen dabei, das Training ausklingen zu lassen und sich gründlich zu entspannen. Die Entspannung nach dem Sport fühlt sich nicht nur angenehm an – sie erfüllt auch wichtige Funktionen: So können Sie die Erholungsphase durch Stretching deutlich verkürzen. Stoffwechselabfallprodukte, wie z. B. Milchsäure, können besser abtransportiert werden. Oft kommt es beim Training oder im Wettkampf auch zu Verspannungen der Muskulatur, gelegentlich sogar zu Krämpfen. Durch Stretching können Sie Ihre Muskeln rasch lockern und die Muskelspannung wieder normalisieren.

Während Dehnübungen in der Aufwärmphase nur in Kurzform durchgeführt werden dürfen, sollten

Mit Laufen läuft es besser – auch beim Abwärmen, um den Körper von der Belastungs- in die Ruhephase überzuleiten.

Sie sich nach Ihrem Training deutlich mehr Zeit dafür nehmen. Die Wirkungen der Cool-down-Phase sind am besten, wenn

▶ Sie mindestens 10 bis 15 Minuten in Stretchingübungen investieren
▶ Sie Übungen aussuchen, die vor allem solche Muskeln dehnen, die im Training besonders stark beansprucht wurden
▶ Sie jede Dehnübung zwei- bis dreimal durchführen
▶ Sie für jeweils mindestens 20 Sekunden in der Dehnung bleiben

Sie können die Regenerationsphase nach sportlichen Aktivitäten nicht nur durch Stretching, sondern auch durch Massagen oder Wärmeanwendungen, wie z. B. Saunabaden, verkürzen. Optimal wäre es, wenn Sie diese Methoden miteinander kombinieren. In diesem Fall gilt aber: erst Stretching, dann Sauna, Dampfbad und/oder Massagen.

Kurzes Stretchen für zwischendurch

Warm-up und Cool-down sind die Bereiche, in denen Stretching normalerweise besonders häufig zur Anwendung kommt. Doch auch zwischen mehreren Trainingseinheiten können Stretchingübungen sehr hilfreich und wohltuend sein. Nicht umsonst nutzen Sportler kurze Stretchingphasen gern

an Wettkampftagen. Stretching bietet eine einfache Möglichkeit, zwischen den einzelnen Wettkampfabschnitten locker und warm zu bleiben. Durch die Dehntechniken wird der Muskeltonus schnell wieder normalisiert. Die Folge: Die Muskeln erholen sich besser von den Belastungen, die schon hinter einem liegen, und werden gleichzeitig auf die Belastungen vorbereitet, die noch zu bewältigen sind.

Zwischendurch dehnen – dies ist aber nicht nur bei Wettkämpfen angesagt. Auch wer sehr viel für seine Fitness tut und mehrmals am Tag aktiv wird, sollte sich mit kurzen Stretchingeinheiten locker halten. Wenn Sie beispielsweise morgens durch den Wald joggen, nachmittags Ihren Tennispartner treffen und am Abend vielleicht sogar noch ins Fitnessstudio wollen, dann sind Stretchingübungen für Sie besonders wichtig, denn sie schützen Ihren Körper sehr effektiv vor Überlastungen.

Einige sportliche Aktivitäten nehmen naturgemäß viel Zeit in Anspruch – z. B. Fahrrad- oder Trekkingtouren. Auch hier sollten Sie schon bei ersten Ermüdungserscheinungen pausieren und stretchen. Dehnen Sie da-

Aufbauend

Kurze Stretchingphasen, die schnell wieder neue Energien liefern, sind natürlich auch im Alltag sehr wertvoll. Dies gilt ganz besonders bei lang andauernden, einseitigen Belastungen, wie z. B. längeren Auto- und Flugreisen oder »Sitzmarathons« am Schreibtisch bzw. in Besprechungen.

bei vor allem jene Muskeln, die besonders belastet werden – meist sind dies die Waden- und Oberschenkelmuskeln. Es genügt dabei vollkommen, zwei bis drei Stretchingübungen durchzuführen. Halten Sie die einzelnen Dehnungen jedoch nicht länger als zehn Sekunden lang.

Das richtige Outfit, der richtige Ort

Stretching ist völlig unkompliziert. Eine besondere Ausrüstung benötigen Sie dazu nicht. Was die Kleidung betrifft: Sie sollte vor allem bequem und möglichst atmungsaktiv sein. Ein Jogging- oder Gymnastikanzug wäre optimal. Natürlich können Sie aber auch in T-Shirt und bequemer Hose üben. Wichtig ist lediglich, dass es nirgends zwickt oder drückt – lösen Sie daher also Gürtel, Krawatten und andere beengende Kleidungsstücke, bevor Sie mit dem Stretchingprogramm beginnen.

Wo stretchen?

Auch der richtige Ort ist ganz schnell gefunden. Stretchen können Sie nämlich so gut wie überall. In den eigenen vier Wänden gibt es sicher irgendwo ein ruhiges Eckchen, wo Sie ungestört üben können. Wenn Sie vom Joggen, Inlineskaten oder anderen sportlichen Aktivitäten nach Hause kommen, sollten Sie gleich einige Stretchingübungen absolvieren, um Ihren Körper sanft abzuwärmen. Anschließend können Sie dann noch in aller Ruhe duschen und sich so gründlich von Ihrem Training erholen.

Das eigene Zuhause ist häufig der beste Ort für Dehnübungen. Dies gilt ganz besonders, wenn Sie Stretching als Wellnessstrategie für Fitness, Gesundheit und Wohlbefinden nutzen wollen. In Ihrer Wohnung können Sie es einrichten, dass Sie ungestört sind. Lüften Sie das Zimmer gründlich, aber sorgen Sie auch dafür, dass es immer warm genug ist.

Das ideale Ambiente

Achten Sie darauf, dass es nirgends zieht. Falls Sie aus irgendwelchen Gründen in einem kühleren Raum stretchen müssen, sollten Sie sich wenigstens warm anziehen. Vor allem aber sollten Sie dafür sorgen, dass Sie nicht vom Boden her auskühlen. Führen Sie Stretchingübungen daher möglichst auf einer dicken Decke oder noch besser auf einer speziellen Gymnastikmatte aus.

Wohltemperiert
Kälte? Nein danke!

Die richtige Temperatur ist beim Stretching besonders wichtig. Lieber zu warm als zu kalt! Ihr Körper ist umso dehnbarer, je wärmer er und je wärmer die Umgebung ist.

▶ Durch Wärme verbessert sich die Dehnfähigkeit der Muskelfasern, Sehnen und Bänder.

▶ Darüber hinaus unterstützt Wärme eine intensive Entspannung deutlich.

Wenn Sie im Fitnessstudio stretchen, ist die richtige Unterlage kein Problem. Jedes gut ausgerüstete Studio verfügt über gepolsterte Matten, die vor allem für Stretchingübungen, die im Sitzen oder Liegen ausgeführt werden, optimal sind.

Ein großer Spiegel kann anfangs hilfreich sein. So können Sie kontrollieren, ob Sie die richtige Haltung eingenommen haben. Unbedingt notig ist ein Spiegel allerdings nicht. Ganz im Gegenteil – da es beim Stretching in erster Linie um das Spüren geht, ist es meist besser, sich mehr auf das Fühlen als auf das Sehen zu konzentrieren.

Nahezu ortsungebunden

Viele Stretchingtechniken können Sie auch in »freier Wildbahn« ausführen. Gerade wenn Sie gern zum Joggen gehen, mit dem Bike unterwegs sind oder sich auf dem Golf- oder Tennisplatz betätigen, werden Sie sich ja mit einigen Dehnübungen auf- oder abwärmen wollen. Dabei sollten Sie natürlich Stellungen aussuchen, die den Umständen angemessen sind. Auf dem Tennissandplatz macht es wenig Sinn, Übungen durchzuführen, bei denen Sie sich flach auf den Boden legen müssen. Doch glücklicherweise lassen sich viele Dehntechniken auch im Stehen durchführen. Gerade im Wald, im Park oder in den Bergen ist es daher kein Problem, sich zwischendurch mit Stretching locker zu machen.

Auch im Alltag brauchen Sie nicht auf Stretching zu verzichten, denn stretchen kann man (fast) überall. Wenn Sie erst einmal die wichtigsten Stretchingübungen kennen gelernt haben, werden Sie sehen, dass viele davon selbst im Büro, im Taxi oder in der Airport-Wartehalle durchgeführt werden können, ohne dass man dabei sonderlich auffällt. Mit etwas Fantasie wird es Ihnen leicht fallen, unauffällige Alltagsvarianten zu den beschriebenen Stretchingstellungen zu finden, die Sie bei Bedarf jederzeit einsetzen können.

Stretchen ist motivierend unkompliziert. Sie brauchen weder eine teure Ausrüstung noch spezielle Räumlichkeiten, um sich dehnend fit zu halten.

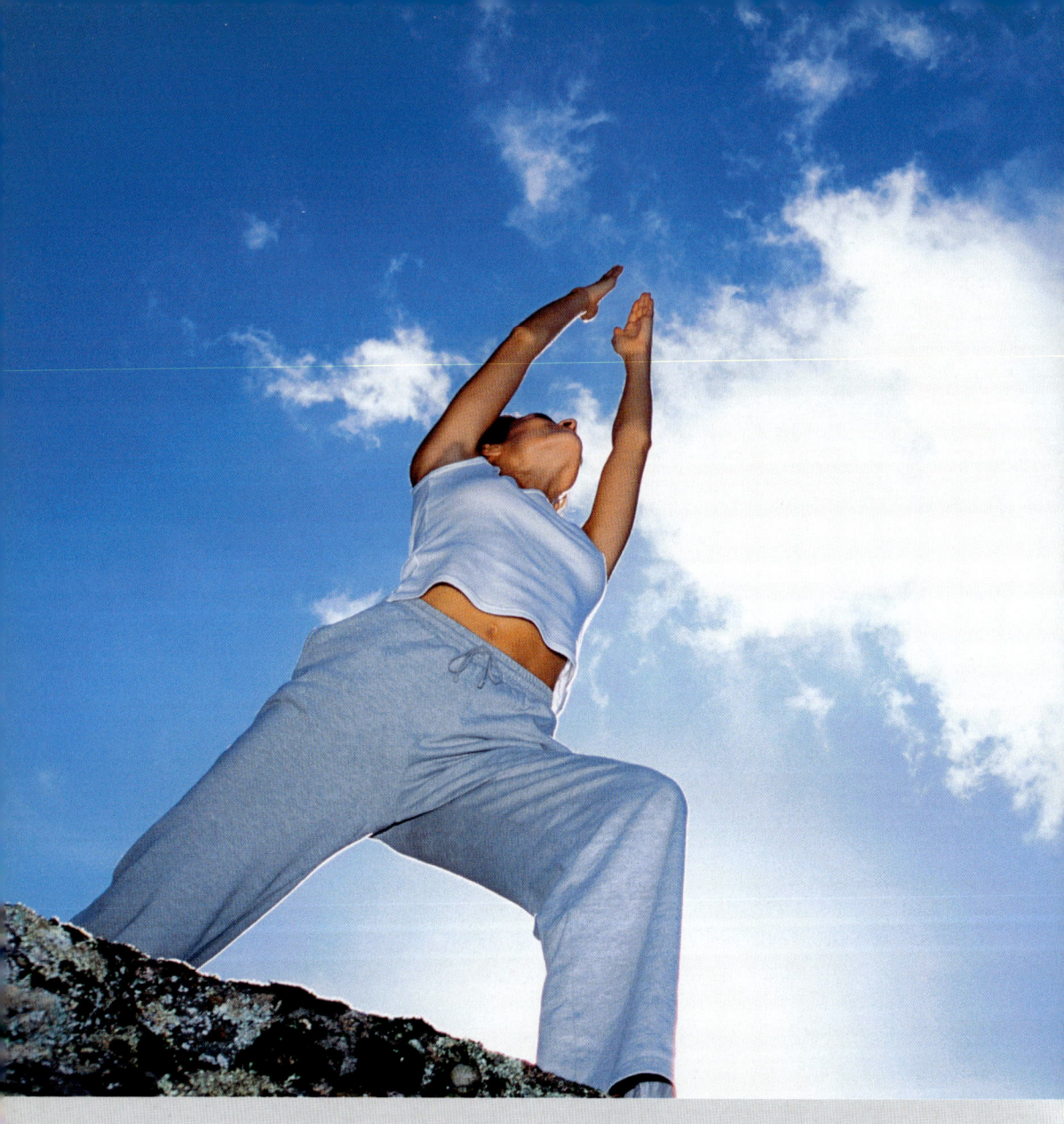

Dehnen und intensiv entspannen: das Geheimnis der Stretch & Balance-Strategie. Sie verbindet softes Stretchen mit tiefer Atmung und Relaxen für die Seele – frei von jedem verbissenen Leistungsdenken. Verwöhnen auch Sie sich mit diesem Rundumprogramm für Vitalität und Wohlbefinden!

STRETCH & BALANCE

Dehnen Sie den Stress einfach weg

Das sind die vier Säulen der Fitness: Ausdauer, Kraft, Koordination und Beweglichkeit.

Dehnübungen eignen sich von Haus aus hervorragend als Wellnessmethode. Denn im Gegensatz zu Kraft- oder Ausdauerübungen fallen Stretchingtechniken den meisten Menschen leicht und machen darüber hinaus von Anfang an Spaß. Stretch & Balance bietet Ihnen eine Strategie, durch die Sie die entspannenden Wirkungen des Stretching noch ganz wesentlich verstärken können.

Wenn Sie topfit sein wollen, um im Sport Höchstleistungen bringen zu können, müssen Sie neben der Flexibilität auch Ihre Kraft und Ausdauer trainieren – und zwar am besten täglich. Doch wenn es Ihnen in erster Linie darum geht, Ihre Gesundheit zu schüt-

zen, sich wohl zu fühlen, beweglich zu bleiben und mehr Gelassenheit zu entwickeln, brauchen Sie dafür natürlich kein Leistungssportler zu werden. Hier bietet Stretch & Balance eine sehr einfache Lösung: Führen Sie mehrmals wöchentlich ein kleines Stretchingprogramm durch, bei dem Sie nicht nur Ihren Körper, sondern auch Ihren Geist entspannen. Wenn Sie darüber hinaus regelmäßig einen kleinen Spaziergang machen, öfter einmal aufs Rad steigen und auf eine gesunde und vitaminreiche Ernährung achten, werden Sie sich dabei nicht nur rundum wohl fühlen, sondern auch dauerhaft fit bleiben.

Entspannung pur

Richtig angewendet, kann Stretching als wirkungsvolles Allround-Training für Gesundheit und Wohlbefinden eingesetzt werden. Wie das geht und auf was Sie beim Stretch & Balance-Konzept achten sollten, all das erfahren Sie auf den folgenden Seiten.

Stretching ist eine ideale Methode für Sportler und Fitnessfans: Ob vorher, nachher oder zwischendurch – durch Dehnübungen können Sie Ihren Körper jederzeit warm und locker halten. Es wäre allerdings schade, wenn Stretching nur beim Sport zur

Gesund und köstlich: Achten Sie auf einen Speisezettel, der Ihrem Körper die nötigen Nährstoffe für Ihre Fitness liefert!

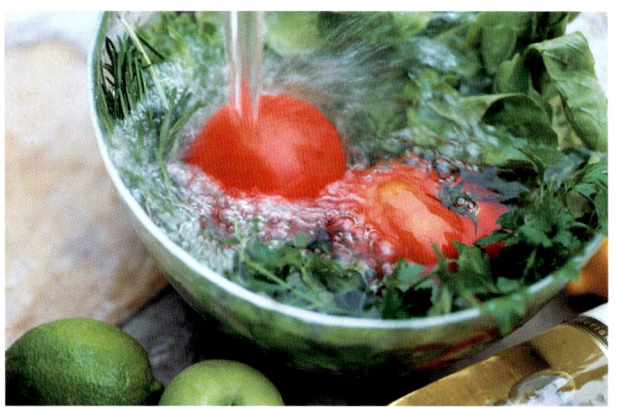

Anwendung käme. Stretchingübungen sind nämlich äußerst wirkungsvoll, wenn es darum geht, Stress abzubauen und den Körper tief zu entspannen. Nicht umsonst waren Dehntechniken im Yoga schon vor Jahrtausenden so beliebt.

Hektik ade!

Sie können Stretchingtechniken jederzeit einsetzen, um Ihren Körper zu entspannen. Wenn Sie Ihr Leben nicht länger von der täglichen Hektik bestimmen lassen wollen, sollten Sie dem Stress Lebewohl sagen. Stretching ist ein effektiver Stresskiller. Durch die sanften Dehnungen werden körperliche Verspannungen und Muskelverhärtungen schnell gelöst. Und da Körper und Seele eine Einheit bilden, tut alles, was dem Körper hilft, auch der Seele gut.

Psychische Anspannungen wie Nervosität, Ängste oder Stimmungstiefs können über den Körper gut aufgelöst werden. Wenn Sie Angst haben oder unter Zeitdruck stehen, spannen sich Ihre Muskeln an – Ihr Körper wird steif und unelastisch. Im Gegensatz dazu sind Ihre Muskeln ganz locker und weich, wenn Sie am Strand liegen und gedankenverloren die Wellen beobachten. Der Trick besteht nun darin, Verspannungen in den Muskeln zu lösen, denn dadurch befreien Sie sich gleichzeitig von Stress und innerer Anspannung. Und um die Muskulatur zu lockern, gibt es kaum ein besseres Mittel als Stretching.

Durch Stretching ins Gleichgewicht

Wenn Sie regelmäßig ein paar Stretchingübungen ausführen, können Sie in hohem Maß dazu beitragen, Ihr psycho-physisches Gleichgewicht zu erhalten oder – falls nötig – wiederzugewinnen. Vielleicht klingt es merkwürdig, dass eine so einfache Methode wie Dehnen so weit reichende Wirkungen zeigt. Doch ein kleiner Ausflug in das fernöstliche Denken hilft, dies verständlich zu machen.

Yin und Yang in Harmonie

Wahrscheinlich haben Sie schon von Yin und Yang gehört. Im Fernen Osten bezeichnen diese Begriffe die polaren Gegensätze. Yang repräsentiert das männliche, dynamische Prinzip und steht für Aktivität. Im Gegensatz dazu versinnbildlicht Yin das weibliche, statische Prinzip, das für Entspannung und Ruhe steht.

Die ausgleichenden Wirkungen von Stretching beruhen u. a. darauf, dass Stretching beide Pole in sich vereint. Stretching ist einerseits körperliches Training und entspricht somit dem Yang-Prinzip. Andererseits sollte Stretching immer entspannt und in Ruhe durchgeführt werden – Ruhe

Yoga kombiniert Körper- bzw. Dehnübungen mit Atem- und Meditationstechniken. Dadurch soll ein ausgewogenes Gleichgewicht zwischen Fitness und Entspannung erzielt werden.

und Entspannung sind Yin-Eigenschaften. Um in die Dehnung zu kommen, müssen Sie Ihren Körper bewegen (= Yang); aber wenn Sie einmal in der Dehnung sind, halten Sie Ihren Körper unbewegt und still (= Yin).

Sympathikus und Parasympathikus im Gleichgewicht

Aber auch ohne die fernöstliche Philosophie kann man schnell erkennen, dass Stretchingübungen unseren aktiven und passiven Pol ins Gleichgewicht bringen – z. B. im Bereich des vegetativen Nervensystems.

Das vegetative (oder autonome) Nervensystem ist eines der beiden Hauptteile des Nervensystems. Unabhängig von unserem Willen steuert und kontrolliert es die Organ- und Drüsenfunktionen – so sorgt es beispielsweise dafür, dass unser Herz schlägt und wir rund um die Uhr ein- und ausatmen, ohne uns dessen überhaupt bewusst zu sein. Über Hormonausschüttungen werden nicht zuletzt sogar unsere Stimmungen vom vegetativen Nervensystem beeinflusst.

Das vegetative Nervensystem setzt sich aus Sympathikus und Parasympathikus zusammen. Über verschiedene Hormonkreisläufe erhöht der Sympathikus Herzschlag und Atemfrequenz. Auch das Steigen des Blutdrucks und das Verengen der Gefäße hängt mit der Aktivität des Sympathikus zusammen. Er bewirkt eine allgemeine Leistungssteigerung, sorgt für Bewegung, gibt sozusagen Gas und entspricht somit dem Yang-Prinzip.

Der Gegenspieler des Sympathikus ist der Parasympathikus. Im Gegensatz zum Sympathikus entspricht der Parasympathikus eher der Bremse als dem Gaspedal. Der Parasympathikus wirkt hemmend auf die Atmung, er verlangsamt die Herzfrequenz, lässt den Blutdruck sinken und entspricht somit dem Yin-Prinzip.

Nur wenn beide Regelsysteme – Sympathikus und Parasympathikus – im Gleichgewicht bleiben, ist ein harmonischer Zustand gewährleistet. Leider ist unsere heutige Zeit jedoch von Stress und Hektik geprägt. Termindruck, die tägliche Hetze und die Überreizung der Sinne führen zu einer übermäßigen Aktivität des Sympathikus. Die Folgen sind sehr unerfreulich: Es kommt zur vegetativen Dystonie – so bezeichnet man den fehlerhaften Spannungszustand des vegetativen Nervensystems. Schwindelgefühle, Kopfschmerzen, Magenleiden, Rückenprobleme und sogar Herzrhythmusstörungen sind nur einige mögliche Symptome dieser vegetativen Dystonie.

Gegenspieler

Beispiele für die Aufgaben der beiden Gegenspieler Parasympathikus bzw. Sympathikus: Verengung bzw. Erweiterung der Pupillen, der Bronchien und der Luftröhre, Verringerung bzw. Verstärkung der Herz- und der Darmtätigkeit, Zusammenziehen bzw. Entspannen der Harnblase.

Stretch & Balance = Harmonie
Relaxen Sie Körper und Seele

Stretching harmonisiert das Zusammenspiel zwischen Sympathikus und Parasympathikus. Stretch & Balance verbindet Stretchingübungen mit tiefer Atmung und seelischer Entspannung. Diese Kombination ist ideal, da sie zu einer Anregung des Parasympathikus führt. Die Folge: Es kommt zu einer gründlichen Entspannung und Entkrampfung. Ihr Körper nutzt die wertvollen Regenerationspausen, um Stress abzubauen und sein inneres Gleichgewicht wiederherzustellen.

Stretching harmonisiert den Muskeltonus

Als Muskeltonus wird die Grundspannung eines Muskels bezeichnet. Diese Grundspannung, in der sich unsere Muskulatur im Ruhezustand befindet, wird über das Zentralnervensystem gesteuert. Selbst wenn wir uns nicht bewegen und ganz entspannt sind, bleiben einige Muskelfasern immer aktiv und die Muskeln somit in einer leichten Spannung. Das ist sehr wichtig, denn sonst könnten wir unsere jeweilige Körperhaltung nicht aufrechterhalten – könnten also weder stehen noch sitzen, ohne zusammenzusinken.

Bei jeder Veränderung unserer Körperhaltung ändert sich auch der Tonus der beteiligten Muskelgruppen. Muskeln, die gewohnheitsmäßig besonders oft eingesetzt werden, weisen einen höheren Tonus auf als wenig benutzte Muskeln. Um einen ausgeglichenen Zustand der Muskulatur herzustellen, ist es daher wichtig, beim Stretching möglichst alle Hauptmuskelgruppen zu trainieren – das Gleiche gilt natürlich auch beim Krafttraining.

Probleme entstehen erst dann, wenn es aufgrund einseitiger Belastungen oder Fehlhaltungen zu Muskelverspannungen kommt. Der Muskeltonus eines verspannten Muskels ist stark erhöht, und das Gewebe wird dabei nur noch mangelhaft durchblutet. Die Folgen sind oft Schmerzen oder Bewegungseinschränkungen.

Anhand des Muskeltonus wird deutlich, wie eng Körper und Seele zusammenhängen. Denn nicht nur Muskelverspannungen, sondern auch seelische Belastungen, Nervosität und

Zähneknirschend

Ein krasses Beispiel für verspannte Muskeln ist das nächtliche Zähneknirschen, unter dem viele Menschen mit Stresssymptomen leiden – und das in einer Phase des Alltags, in der eigentlich tiefste Entspannung eintreten sollte.

Stress führen zu einem Anstieg des Muskeltonus, während Entspannung ihn herabsetzt.

Dehnen Sie sich in die richtige Spannung

Der normale, harmonische Spannungszustand der Muskeln wird als Eutonie bezeichnet. Starke Abweichungen von diesem Zustand können unser Wohlbefinden im Alltag empfindlich stören. Wer Geige oder ein anderes Saiteninstrument spielt, weiß, wie wichtig die richtige Spannung der Saiten ist. Werden die Saiten zu stark gespannt, reißen sie – ist die Spannung aber zu schwach, kann kein Ton erklingen. Nur wenn alle Saiten in ihrer optimalen Spannung sind, ist das Instrument richtig gestimmt.

Atmen ist mehr als ein unwillkürlicher Vorgang, der von den meisten Menschen kaum wahrgenommen wird. Stretch & Balance heißt aber auch: Atmen Sie bewusst! Atmen Sie tief!

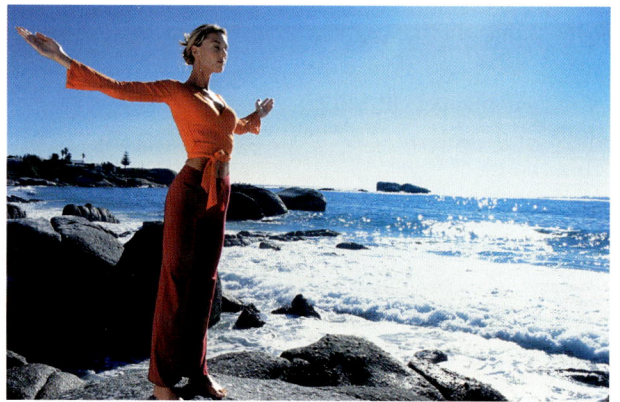

Bei der menschlichen Muskulatur verhält es sich ähnlich: Sind die Muskeln zu stark angespannt, so ist der Muskeltonus erhöht und übererregt (hyperton). Die Folgen: Die Durchblutung im Bereich der feinsten Blutgefäße (Kapillaren) ist gestört, die Muskeln werden steif und ermüden schnell – außerdem leidet die Versorgung der Gelenkknorpel.

Das natürliche Gleichgewicht der Muskeln wird aber auch gestört, wenn die Spannung zu gering ist. Ist der Muskeltonus herabgesetzt und untererregt (hypoton), sind die Muskeln kaum belastbar und sehr verletzungsanfällig. Ebenso wie die Geigensaite müssen auch die Muskeln erst in Stimmung gebracht werden, bevor sie leistungsfähig sind.

Sorgen Sie für Ausgleich

Durch Stretch & Balance können Sie Ihre Muskeln schnell in die richtige Spannung bringen. Dabei ist es ganz gleichgültig, ob Ihre Muskeln zu viel oder zu wenig Spannung aufweisen, denn Stretching sorgt in jedem Fall für einen Ausgleich: Sanfte Dehnübungen erhöhen einen reduzierten und senken einen erhöhten Muskeltonus.

Harte und verspannte Muskeln werden also durch Dehnübungen wieder gelockert, während schlaffe Muskeln durch Stretchtraining deutlich aktiviert werden.

Stretching tonisiert Ihre Muskeln und stellt damit den idealen Spannungszustand her, sei es vor dem Sport, nach dem Training oder zwischendurch. Darüber hinaus verbessert Stretching auch die Körperwahrnehmung – den inneren Sinn: Ein guter Musiker kann falsche Töne nur deshalb so schnell ausgleichen, weil er ständig bewusst hinhört. Ebenso können Sie körperlichen Disharmonien nur dann effektiv entgegenwirken, wenn Sie gelernt haben, Ihren momentanen Muskeltonus bewusst zu empfinden. Durch Stretching entwickeln Sie die Fähigkeit, in sich hineinzuspüren und Ihren Körper jederzeit in die richtige Balance zu bringen.

Stretching und Atmung

Im Übungsteil ab Seite 52 werden Sie viele effektive Dehnstellungen für mehr Flexibilität und körperliche Fitness kennen lernen. Wollen Sie die Übungen allerdings auch nutzen, um Stress abzubauen und Ihr Wohlbefinden zu erhöhen, so sollten Sie auf die richtige Atmung achten.

Grundsätzlich wirken sich Stretchingübungen immer positiv auf die Atmung aus. Das gilt vor allem für Dehnpositionen, die die Flexibilität des Brustkorbs erhöhen – denn neben Lunge und Zwerchfell spielt natürlich auch der Brustkorb beim Atemvorgang eine wichtige Rolle. Doch nicht nur der Brustkorb, sondern auch die Muskeln des Schultergürtels, die Zwischenrippenmuskulatur und sogar die Bauchmuskeln sind mit am Atemprozess beteiligt. All diese Muskeln können durch Stretching deutlich beweglicher gehalten werden. Dadurch wird die Atemkapazität erhöht, was wiederum dazu führt, dass mehr Energie für Sport und Alltag zur Verfügung steht.

Im Gegensatz dazu führen verkürzte Muskeln leicht zu einer Einschränkung der natürlichen Atembewegung. Fehlhaltungen wie hängende Schultern und ein runder Rücken lassen den Brustkorb einsinken. Eine tiefe Atmung, bei der alle Lungenregionen gründlich belüftet werden, ist dann nicht mehr möglich.

Die Stretch & Balance-Atmung

Durch Stretching werden die Sauerstoffaufnahme erhöht und die Leistungsfähigkeit gesteigert, da viele Dehnstellungen die Atmung ganz

Atem ist Leben

Wir atmen meist zu flach und zu hektisch – mit Folgen: Falsches Atmen schränkt sowohl die physische als auch die psychische Leistungsfähigkeit ein, weil zu wenig Sauerstoff in die Zellen gelangt und zu viel Kohlendioxid, das Abfallprodukt des Zellstoffwechsels, im Körper verbleibt.

Atmung im Yoga

Im Yoga unterstützt man die drei Atemphase (Bauch-, Brust und Lungenspitzenatmung), indem man die Hände zunächst auf den Bauch, dann seitlich (mit dem Daumen nach hinten) an die unteren Rippen und zum Schluss auf die Lungenspitzen (unterhalb des Schlüsselbeins) legt. So fördert man die Konzentration auf den jeweils unterstützten Bereich der Atmungsorgane.

automatisch intensivieren. Doch auf der anderen Seite kann der Atem auch aktiv genutzt werden, um die Wirkungen des Stretching zu verbessern. Durch die richtige Atemtechnik können Sie nicht nur Ihre Beweglichkeit erhöhen, sondern darüber hinaus auch noch jede Menge Energien tanken.

Bei der Stretch & Balance-Atmung ist es ganz entscheidend, folgende zwei Punkte zu beachten:

▶ Atmen Sie möglichst tief!
▶ Betonen Sie bewusst die Ausatmung!

Atmen Sie tief!

Der erste und wichtigste Punkt: Atmen Sie beim Stretching möglichst tief! Nur wenn Sie Ihre Lunge tief und gründlich beatmen, können Sie genug Sauerstoff aufnehmen, um alle Körperzellen zu versorgen. Ein paar tiefe Atemzüge reichen ja häufig schon aus, um Müdigkeit und Erschöpfung zu vertreiben. Im Gegensatz dazu führt ein flaches und oberflächliches Atmen zu schneller Ermüdung und unter Umständen sogar zu Muskelverspannungen.

Viele Menschen atmen nur mit dem Brustkorb. Dabei werden wichtige Atemräume wie Bauch und Flanken kaum oder gar nicht beatmet. Wenn Sie nach dem Stretch & Balance-Prinzip üben, sollten Sie grundsätzlich alle Lufttanks des Organismus füllen. Das funktioniert aber nur, wenn Sie die Tiefatmung anwenden. Bei dieser Atemweise, die ihren Ursprung im Yoga hat, werden Bauch-, Flanken- und Brustatmung fließend miteinander kombiniert.

Die Tiefatmung wird oft auch als Atemwelle bezeichnet, da die Atembewegung dabei eben einer Welle gleicht. Die Technik ist ganz einfach, und Sie können sie sofort einmal ausprobieren. Wichtig ist dabei allerdings, dass Sie bequeme Kleidung tragen, die Ihre Atmung nicht behindert. Am leichtesten fällt die Tiefatmung anfangs im Liegen.

▶ Legen Sie sich auf den Rücken, winkeln Sie die Beine an, und stellen Sie die Füße auf. Schließen Sie die Augen, legen Sie eine Hand flach auf den Bauchnabel, die andere auf die Mitte der Brust.

▶ Versuchen Sie, die Atembewegung mit den Händen bewusst zu spüren: Atmen Sie zunächst ganz tief aus. Atmen Sie dann langsam durch die Nase ein. Lassen Sie den ersten Teil der Atemluft in den Bauch strömen – dabei sollten Sie spüren, wie die Bauchdecke sich etwas hebt. Während Sie weiterhin einatmen, lassen Sie den

Atem seitlich in die Flanken strömen – dabei können Sie spüren, wie sich die Rippen sanft nach außen dehnen. In der letzten Phase des Einatmens lassen Sie die Luft nach oben weiterfließen – dabei sollte sich der Brustkorb weiten.

▶ Nach der vollständigen Einatmung – also erst dann, wenn die Lunge ganz gefüllt ist – lassen Sie die Luft sanft wieder entweichen. Ebenso wie bei der Einatmung sollte auch die Ausatmung aus drei Phasen bestehen: Erst sinkt der Bauch nach innen, dann geben die Flanken und zuletzt der Brustkorb weich nach, bis alle Luft schließlich wieder ausgeatmet ist.

▶ Alle drei Phasen der Atembewegung sollten nahtlos ineinander übergehen – ganz sanft, wie eine Welle. Mit etwas Übung wird Ihre Tiefatmung recht schnell perfekt sein. Dann können Sie diese Technik auch in allen anderen Körperhaltungen einsetzen, was beim Stretching besonders wichtig ist. Allerdings gibt es einige Dehnstellungen, in denen die Tiefatmung kaum möglich ist, da der Bauchbereich dabei zusammengepresst wird. Doch auch bei solchen Stretchübungen sollten Sie grundsätzlich tief, fließend und langsam atmen.

Wichtig: Halten Sie den Atem beim Stretching niemals an. Lassen Sie ihn immer sanft ein- und ausströmen. Die so genannte Pressatmung, die beispielsweise im Krafttraining eingesetzt wird, um die Leistung zu steigern, ist beim Stretching unbedingt zu vermeiden. Nicht pressen, sondern fließen lassen – so lautet die Devise. Denn nur so können Sie sich beim Stretching rundum entspannen und wohl fühlen.

Visualisieren

Hilfreich: Visualisieren Sie den Atmungsvorgang. Stellen Sie sich möglichst bildlich vor, wie der Luftstrom beim Einatmen Bauch, Brust und Lungenspitzen füllt und wie sich diese Bereiche beim Ausatmen wieder leeren.

Der Weg des Atems
Das passiert im Körper

MUSKULATUR	EINATMUNG	AUSATMUNG
Bauch- und Rumpfmuskulatur	Wölbt sich nach außen	Senkt sich nach innen
Zwerchfell	Spannt sich an, Zwerchfellkuppel flacht sich nach unten ab	Entspannt sich, Zwerchfellkuppel wölbt sich sanft nach oben
Zwischenrippenmuskeln	Spannen sich an, der Brustkorb wird geweitet	Entspannen sich, der Brustkorb verengt sich

Betonen Sie das Ausatmen!

Neben der Vertiefung des Atems gibt es noch eine weitere einfache Möglichkeit, um die Wirkungen des Stretching zu verbessern: Betonen Sie bewusst das Ausatmen!

Die tiefe Ausatmung Durch die Stretch & Balance-Atmung können Sie innere Spannungen schnell abbauen.

▸ Atmen Sie tief, und verlängern Sie zusätzlich die Ausatmung. Dabei gilt die Faustregel: Ihr Ausatmen sollte etwa doppelt so lange dauern wie Ihr Einatmen. Wenn Sie also etwa vier Sekunden für die Einatmung benötigen, sollten Sie dann rund acht Sekunden lang ausatmen.

▸ Anfangs ist eine Uhr mit Sekundenzeiger hilfreich. Mit der Zeit werden Sie aber ein Gespür für Ihren Atemrhyth-

mus entwickeln. Sie können die Ausatmung ganz einfach dadurch verlängern, dass Sie durch die Nase ein- und durch den leicht geöffneten Mund wieder ausatmen.

▸ Bremsen Sie den Atemstrom beim Ausatmen, indem Sie die Luft bewusst langsam und sanft aushauchen.

Durch dieses tiefe und gründliche Ausatmen wird die Muskulatur reflektorisch entspannt. Wie die Tabelle auf Seite 43 zeigt, bewirkt das Ausatmen schon auf physiologischer Ebene einen Entspannungsprozess. Noch stärker gilt dies jedoch auf psychologischer Ebene. Denn die einfachste Möglichkeit, sich auf die Schnelle von negativen Emotionen zu befreien, besteht darin, tief und lange auszuatmen. Ganz automatisch passiert das beispielsweise auch beim Seufzen, bei dem wir körperliche und seelische Belastungen loslassen können.

Kraft des Atems

Es waren fernöstliche Kampfsportarten wie Karate und Aikido, bei denen man sich zuerst darauf konzentrierte, dass die Kraftentfaltung (eines Schlags beispielsweise) am größten ist, wenn sie in der Ausatmungsphase stattfindet. Heute kann man bei jedem Tennismatch miterleben, wie Spieler beim Return die Kraft ihrer Schläge durch deutlich hörbares Ausatmen erhöhen.

Stretch & Balance in der Praxis

Was unterscheidet eigentlich die Stretch & Balance-Strategie vom gewöhnlichen Stretching? Ganz einfach: Zum einen die besonders sanfte Vorgehensweise, zum anderen die tiefe Atmung und dabei speziell die Betonung des Ausatmens. Nicht zuletzt

spielt aber auch eine entspannte, von Zwang und Leistungsdenken befreite Einstellung eine wichtige Rolle.

In den Kapiteln »Stretchingprogramme« (Seite 53ff.) und »Stretching im Alltag« (Seite 85ff.) werden viele wichtige Dehnstellungen beschrieben. Es genügt allerdings nicht, einfach nur die jeweiligen Positionen einzunehmen. Wenn Sie das Stretch & Balance-Konzept in die Praxis umsetzen wollen, sollten Sie dabei unbedingt einige Regeln beachten.

So dehnen Sie richtig

Stretching heißt zunächst einmal nichts anderes als Dehnen. Und natürlich gibt es verschiedene Möglichkeiten, Dehnübungen auszuführen. Die Bezeichnung »Stretching« bezieht sich üblicherweise auf statisches Dehnen: Nachdem die Dehnstellung eingenommen worden ist, wird der Körper dabei nicht mehr bewegt. Auch das Stretch & Balance-Konzept nutzt diese Form des Dehnens ohne Bewegung.

Statik statt Dynamik

Im Gegensatz zum statischen Dehnen, das mehrere Varianten kennt, ist es prinzipiell auch möglich, den Körper dynamisch zu dehnen – beispielsweise durch vorsichtiges Federn in der Endstellung. Dynamisches Dehnen ist in

Es gibt verschiedene Dehnmethoden: das aktive statische, das passive statische und das Anspannungs-Entspannungs-Stretching.

Ob Bewegungsmuffel oder Fitnessfan, jung an Jahren oder in die Jahre gekommen: Stretch & Balance macht einfach Spaß und bringt jeden in Form!

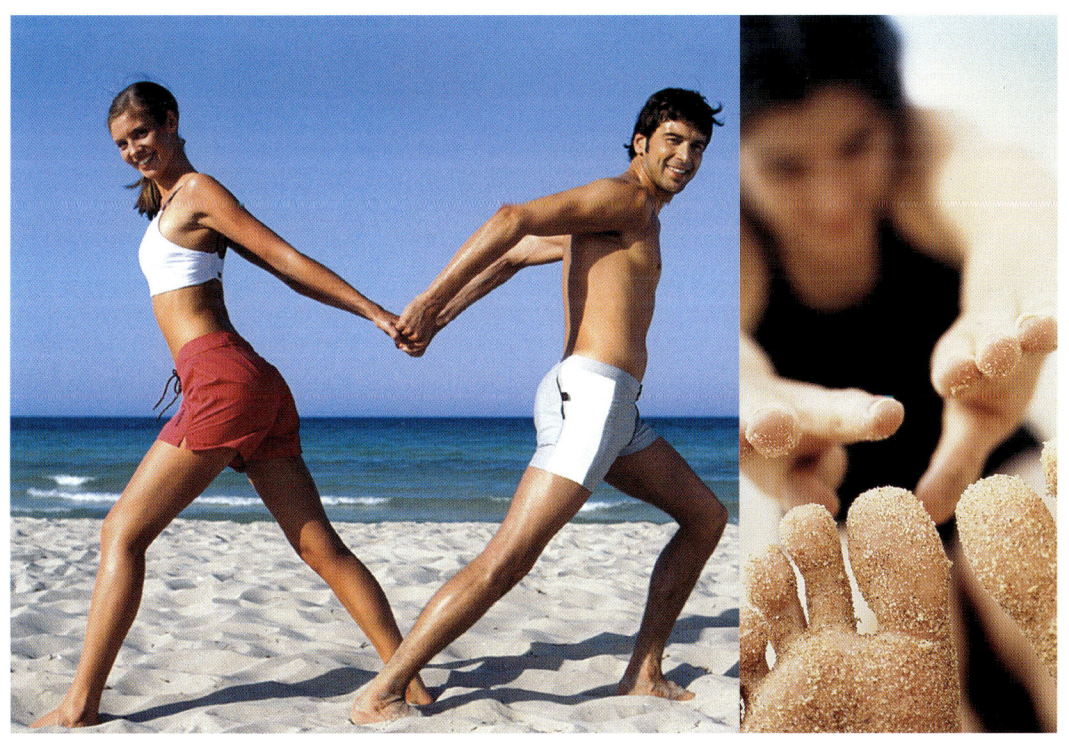

Die Stretch & Balance-Strategie nutzt passives statisches Stretching und kombiniert es mit tiefer Atmung. Diese Form des Stretching ist besonders sanft, vollkommen ungefährlich, kann von jedem eingesetzt werden und ist auch ohne Trainer ganz leicht erlern- und durchführbar.

Die sechs Stretch & Balance-Regeln lauten:

1. Nehmen Sie die jeweilige Ausgangsstellung ein, die bei allen Stretchingübungen beschrieben wird. Entspannen Sie sich. Gehen Sie dann mit einer langen Ausatmung langsam und vorsichtig in die Dehnung, bis eine Spannung (aber kein Schmerz!) spürbar wird.

2. Halten Sie die Dehnposition. Entspannen Sie den gedehnten Muskel dabei so weit wie möglich. Wenden Sie in der Dehnung die Tiefatmung (siehe Seite 42f.) an. Das bedeutet: Atmen Sie tief, lassen Sie den Atem fließen, und halten Sie ihn keinesfalls an. Betonen Sie die Ausatmung – atmen Sie etwa doppelt so lange aus wie ein.

3. Halten Sie die Dehnung mindestens 20 Sekunden lang. Durch die Kombination mit dem Atmen ist dies ganz einfach: Wenn Sie für vier Sekunden ein- und für acht Sekunden ausatmen und das Ganze noch einmal wiederholen, ohne die Dehnung dabei zu lösen, wird der Muskel insgesamt 24 Sekunden lang gedehnt. Diese Dauer ist optimal.

4. Lösen Sie die Dehnung langsam. Machen Sie anschließend eine kurze Pause von einigen Sekunden. Wiederholen Sie die Dehnung dann nach Möglichkeit noch ein- bis zweimal – wenn Sie den Muskel ein zweites und drittes Mal dehnen, können Sie die Dehnspannung meist noch ein wenig intensivieren. Auch dabei sollten jedoch nie Schmerzen auftreten.

5. Nehmen Sie sich nach der Dehnung eine kurze Feedback-Zeit: Spüren Sie bewusst in den Muskel hinein, den Sie soeben gedehnt haben. Spüren Sie ihn deutlicher als vor dem Stretching? Fühlt sich dieser Bereich entspannter oder wärmer an? Was hat sich verändert?

6. Gehen Sie anschließend gleich zur nächsten Stretchingtechnik über, ohne eine längere Pause zu machen.

Fachkreisen jedoch sehr umstritten. Dennoch haben dynamische Dehnübungen zur Lockerung der Muskulatur in bestimmten Trainingsformen ihren festen Platz. Aber: Ohne fachkundige Anleitung durch einen ausgebildeten Trainer schaden federnde Bewegungen allerdings mehr, als sie nutzen.

Die unter dem Begriff »Stretching« bekannten Dehnmethoden verzichten daher ganz auf dynamisches Dehnen – beim Stretch & Balance-Training wird ebenfalls ausnahmslos statisch gedehnt. Auch beim statischen Dehnen gibt es mehrere Varianten:

Das aktive statische Stretching Bei dieser Methode wird der Muskel gedehnt, während sein Antagonist (also der muskuläre Gegenspieler) gleichzeitig bewusst 10 bis 20 Sekunden lang angespannt wird.

Der Nachteil: Die Methode setzt ein ausgeprägtes Körperbewusstsein und gutes anatomisches Wissen voraus, weshalb sie ohne einen Trainer kaum durchführbar ist. Darüber hinaus ist der Entspannungseffekt beim aktiven statischen Stretching nicht besonders groß.

Anspannungs-Entspannungs-Stretching Verschiedene Stretchingformen, wie beispielsweise die PNF-Methode (proprioceptive neuromuscular facili-

tation), arbeiten beim Dehnen wechselweise mit An- und Entspannung. Dabei wird der Muskel zunächst einige Sekunden lang isometrisch angespannt und anschließend ohne eine Gelenkwinkelveränderung einige Sekunden lang entspannt. Dieser Bewegungszyklus wird dann mehrmals wiederholt.

Das Anspannungs-Entspannungs-Stretching ist vor allem in der Physiotherapie sinnvoll. Neben der PNF-Methode werden dabei auch andere Techniken eingesetzt, die nach ähnlichen Prinzipien ablaufen, so etwa die Postisometrische Relaxation nach Sherington. Stretchingmethoden, die nach dem Anspannungs-Entspannungs-Prinzip funktionieren, eignen sich nicht für die Selbstbehandlung und sollten grundsätzlich nur unter Anleitung eines Krankengymnasten ausgeführt werden.

Das passive statische Stretching Diese Methode eignet sich mit Abstand am besten für den »Hausgebrauch«. Beim passiven statischen Stretching wird der Muskel sanft gedehnt.

Auf eine aktive muskuläre Leistung wird dabei verzichtet – der gedehnte Muskel wird bewusst entspannt, die Dehnung mindestens jeweils 20 Sekunden lang gehalten. Diese Methode steht im Mittelpunkt des Stretch & Balance-Konzepts.

Unter isometrischen Übungen versteht man die maximale Anspannung einzelner Muskeln ohne Bewegung und gegen einen Widerstand. Anschließend wird wieder entspannt.

Stretch & Balance zur Entspannung

Ohne eine Methode, die Ihnen dabei hilft, Stress abzubauen und zwischendurch schnell neue Kräfte zu tanken, wird Ihre Gesundheit früher oder später leiden. Und noch viel früher wird Ihr Wohlbefinden leiden, denn Hektik und chronische Überlastung führen schnell zu Gereiztheit, Nervosität und schlechter Laune.

Wenn es Ihnen schwer fällt, die Seele baumeln zu lassen, sollten Sie sich in der Kunst der Entspannung üben. Sie können Yoga oder autogenes Training erlernen. Ebenso wirksam sind aber auch Stretchingübungen, sofern sie entsprechend angewendet werden.

Stretch & Balance verbindet Dehnübungen mit Entspannungspraktiken. Auf diese Weise wird nicht nur der Körper, sondern auch die Seele verwöhnt. Mit ein paar kleinen Tricks können Sie Ihr Stretchingprogramm in ein hochwirksames Entspannungstraining verwandeln. Für Ihr Stretching-Wellness-Programm brauchen Sie bequeme Kleidung, eine weiche Unterlage und etwas Zeit. Ferner sollten Sie äußere und innere Voraussetzungen schaffen, die eine gründliche Entspannung und Erholung erleichtern.

Das Ambiente

Die richtige Stretch & Balance-Technik gehört zu den wichtigsten Voraussetzungen. Die sechs Stretch & Balance-Regeln haben Sie bereits kennen gelernt (siehe Seite 46). Prägen Sie sich diese Regeln genau ein, denn sie bilden die Basis für effektives Stretchen.

Wenn Sie sich wirkungsvoll entspannen wollen, ist die äußere Umgebung von großer Bedeutung. Ideal ist ein ruhiges Plätzchen, an dem Sie sich wohl fühlen – am einfachsten ist dies in den eigenen vier Wänden. Die Hauptsache ist, dass Sie ungestört sind – schalten Sie daher Handy, Telefon und Türglocke aus.

Die richtige Temperatur ist ebenfalls sehr wichtig, denn: Nur wenn es warm genug ist, können Sie sich gut entspannen. Durch schöne Musik können Sie negative Stimmungen vertreiben und den Entspannungsprozess fördern. Damit Musik Ihr Wohlbefinden erhöht, muss sie Ihnen natürlich zunächst einmal gefallen. Darüber hinaus ist es aber auch wichtig, dass Sie ruhige, fließende Musikstücke wählen. Ideal sind beispielsweise langsame Sätze aus klassischen Werken oder so genannte Meditationsmusik, da die Atmung dabei automatisch vertieft und damit auch die Entspannung erleichtert wird.

Durch Ruhe, Wärme und schöne Klänge können Sie schnell eine harmonische Atmosphäre schaffen und somit für gute äußere Bedingungen sorgen. Mindestens genauso wichtig ist jedoch, dass Sie auch optimale innere Voraussetzungen schaffen, um Ihren Wellnessfaktor beim Stretching zu erhöhen.

Innere Voraussetzungen

Im Gegensatz zu Ausdauer- oder Kraftübungen sollten Dehnübungen grundsätzlich

Gedehnte Muskeln, entspannter Geist

langsam und in Ruhe ausgeführt werden. Stretching wirkt daher normalerweise ohnehin wesentlich entspannender als Jogging oder eine Partie Tennis. Bei der Stretch & Balance-Strategie, die Dehnübungen ganz gezielt zur effektiven Stressbekämpfung einsetzt, sollten Sie jedoch ganz bewusst für eine entspannte Einstellung sorgen.

Nehmen Sie sich die Zeit, die Sie brauchen – und vor allem: Befreien Sie sich von Leistungsdenken! Es ist überhaupt nicht wichtig, wie weit Sie Ihren Körper dehnen können. Jeder Mensch hat seine ganz persönlichen Dehngrenzen. Junge Menschen sind meist beweglicher als ältere, und wer regelmäßig Sport treibt, ist normalerweise flexibler als Bewegungsmuffel. Nicht zuletzt bestimmt aber auch das Bindegewebe die Dehnbarkeit. Erzwingen Sie daher nichts, sondern passen Sie die Stretchingübungen immer an Ihre individuellen Möglichkeiten und Bedürfnisse an.

Zusammengebissene Zähne bringen beim Stretchen gar nichts! Nur wenn Sie innerlich entspannt bleiben, wird Ihr Körper sich mit der Zeit immer weicher und lockerer anfühlen. Es ist erstaunlich, wie schnell Sie die Beweglichkeit Ihres Körpers verbessern können. Das funktioniert aber lediglich, wenn Sie sich nicht in schmerzhafte Dehnspannungen hineinzwingen. Nur wenn Sie Stretch & Balance-Techniken mit einer Einstellung der Ruhe und Gelassenheit üben, werden Sie sich in Ihrer Haut schon sehr bald wesentlich wohler fühlen.

Übrigens fühlt es sich nicht nur gut an, in einer entspannten Haltung zu üben: Durch Gelassenheit und innere Ruhe wird die Elastizität von Muskulatur, Bändern und Bindegewebe ganz deutlich erhöht. Die Folge: Ihre Stretchingstellungen fallen sehr viel leichter, als wenn Sie unter Anspannung üben.

Um die richtigen inneren Voraussetzungen für Stretch & Balance zu schaffen, sind die folgenden kleinen Tricks sehr hilfreich:

▶ Sehen Sie jede Stretchingstellung als Entspannungstechnik an, die Sie nutzen können, um Stress einfach wegzudehnen.

▶ Richten Sie Ihr Bewusstsein ganz auf den Körper und auf die Muskelpartie, die gedehnt wird. Verbannen Sie während Ihres Stretchingprogramms alle Gedanken an Termine, Steuererklärungen, Streitigkeiten mit Kollegen, familiäre oder sonstige Probleme aus Ihrem Kopf. All das stört die Konzentration und somit die Entspannung.

▶ Atmen Sie beim Dehnen tief, betonen Sie das Ausatmen, und stellen Sie sich vor, wie Sie mit dem Ausatmen Belastungen und negative Gefühle aus Ihrem Körper ausscheiden.

▶ Genießen Sie Ihren Körper beim Stretchen. Spüren Sie, wie angenehm es sich anfühlt, alle Muskeln zu strecken und zu dehnen und wie dabei Muskelspannungen quasi ganz von selbst verschwinden.

Alle Stretchingregeln auf einen Blick

In den folgenden Kapiteln finden Sie Stretchingprogramme für verschiedene Sportarten, gegen Rückenschmerzen sowie für Ihre allgemeine Fitness. Bevor Sie jedoch zur Tat schreiten, sollten Sie die Spielregeln kennen, denn nur so können Sie Fehler vermeiden und zugleich optimale Resultate erzielen.

▶ **Stretchingübungen** bringen am meisten, wenn Sie sich Zeit dafür nehmen. Es ist viel besser, regelmäßig jeweils nur fünf bis zehn Minuten zu üben, als hin und wieder einmal ein Marathonprogramm hinzulegen. Täglich zehn Minuten bringen mehr als einmal wöchentlich eine Stunde am Stück.

▶ **Stretchen Sie** immer in Ruhe und ohne Stress. Verabschieden Sie sich vom Leistungsdenken. Beim Stretching geht es nicht nur um eine Verbesserung der Flexibilität, sondern auch um Entspannung und Körperbewusstsein. Denken Sie

daran: Sie haben keinen Gegner, Sie müssen keinen Wettbewerb gewinnen.

▶ **Dehnen Sie** immer sanft und vorsichtig. Überschreiten Sie nie Ihre Schmerzgrenzen. Ein bisschen ziehen darf es, doch wenn Schmerzen auftreten, ist die Dehnungsspannung eindeutig zu hoch. Besser, als den Muskel zu überdehnen, ist es, sich bewusst in die gedehnte Stelle »hineinzufühlen«.

▶ **Führen Sie** alle Bewegungen kontrolliert aus. Gehen Sie langsam in die Dehnung hinein und ebenso langsam wieder hinaus. Vermeiden Sie grundsätzlich wippende, federnde oder ruckartige Bewegungen.

▶ **Entspannen Sie** den Muskel in der Dehnung. Nur ein entspannter Muskel kann der Dehnbewegung flexibel nachgeben. Entspannen Sie außerdem all die Muskeln, die während der Übung passiv bleiben können – vor allem die Gesichts- und die Schultermus-

kulatur sollten möglichst nie angespannt werden. Eine grimmig-entschlossene Miene macht jede Entspannung zum Witz …

▶ **Konzentrieren Sie** sich auf die jeweilige Übung. Lenken Sie Ihre Achtsamkeit auf den Muskel, der gerade gedehnt wird. Stellen Sie sich vor, Sie würden in diesen Muskel »hineinatmen« (probieren Sie es aus: Es funktioniert, auch wenn es sich um Ihre Wadenmuskulatur handelt). Üben Sie nicht mechanisch, sondern bewusst und einfühlsam.

▶ **Üben Sie** auf einer weichen Unterlage – Gymnastikmatten eignen sich besonders gut. Zur Not tut es eine weiche Decke, die aber, um die Rutschgefahr zu mindern, besser auf dem Teppich liegen sollte als auf dem frisch gebohnerten Parkett.

▶ **Sorgen Sie** für Wärme, denn Kälte macht Entspannung unmöglich. Ziehen Sie bequeme Sachen an. Während der kalten Jahreszeit ist warme Kleidung dem Üben in einem überheizten Zimmer vorzuziehen.

▶ **Achten Sie** auf die richtige Atmung. Atmen Sie immer tief aus, während Sie langsam in die Dehnstellung gehen. Vertiefen Sie das Ausatmen in der Dehnung, indem Sie etwa doppelt so lange aus- wie einatmen. Wenn Sie die Spannung beim Dehnen erhöhen, sollten Sie das in der Ausatemphase tun.

▶ **Halten Sie** die Dehnstellung im Regelfall für mindestens 20 Sekunden – besser noch etwas länger. Nur wenn Sie Stretching innerhalb Ihres Aufwärmtrainings einsetzen, sollten Sie kürzer dehnen – beim Warm-up reichen fünf bis höchstens acht Sekunden vollkommen aus!

▶ **Oft ist es günstig,** Dehnübungen zwei- oder dreimal zu wiederholen, um die Dehnspannung noch etwas zu erhöhen. Legen Sie da-

zwischen kurze Pausen ein, und gehen Sie nach dem Prinzip »rechts – links – rechts – links« vor; dehnen Sie beide Körperseiten also immer abwechselnd.

▶ **Achten Sie** auf Ihre Haltung! Vermeiden Sie beim Stretchen bewusst die häufigsten Haltungsfehler, als da wären:

Die Schultern sollten immer entspannt bleiben und nie nach oben gezogen werden. Lockern Sie zu Beginn Ihrer Übungen regelmäßig die Schultern.

Dehnen Sie den Nacken, indem Sie das Kinn etwas in Richtung Brust ziehen. Bewegen Sie den Kopf abwechselnd nach links und rechts (nicht kreisen, das beansprucht die Halswirbel zu sehr!).

Um einen Rundrücken zu vermeiden, sollten Sie das Gefühl entwickeln, dass Ihre Brust weit und leicht gedehnt ist.

Vor allem aber: Vermeiden Sie ein Hohlkreuz! Einige Dehnstellungen verführen zu einer Hohlkreuzhaltung.

Gleichen Sie diese Fehlhaltung bewusst aus, indem Sie das Becken nach vorne kippen und den unteren Rücken »gerade« machen.

▶ **Verzichten Sie** bei Verletzungen und akuten Erkrankungen auf Stretching. Regeneration hat Vorrang vor jeder Art von Training. Üben Sie nur, wenn Sie sich einigermaßen wohl fühlen. Stretchen Sie außerdem nicht mit vollem Magen, sondern lassen Sie nach einer größeren Mahlzeit mindestens eine Stunde vergehen, bevor Sie mit Ihren Übungen beginnen.

▶ **Last but not least:** Have fun! Stretching darf nicht in Leistungssport ausarten, sondern sollte immer Spaß machen. Sie brauchen sich nichts beweisen – und schon gar nicht irgendjemand anderem. Nur was Vergnügen macht, kann dauerhaft Erfolge bringen. Wer übertreibt, zieht sich leicht Verletzungen zu und/oder verliert die Lust am Training.

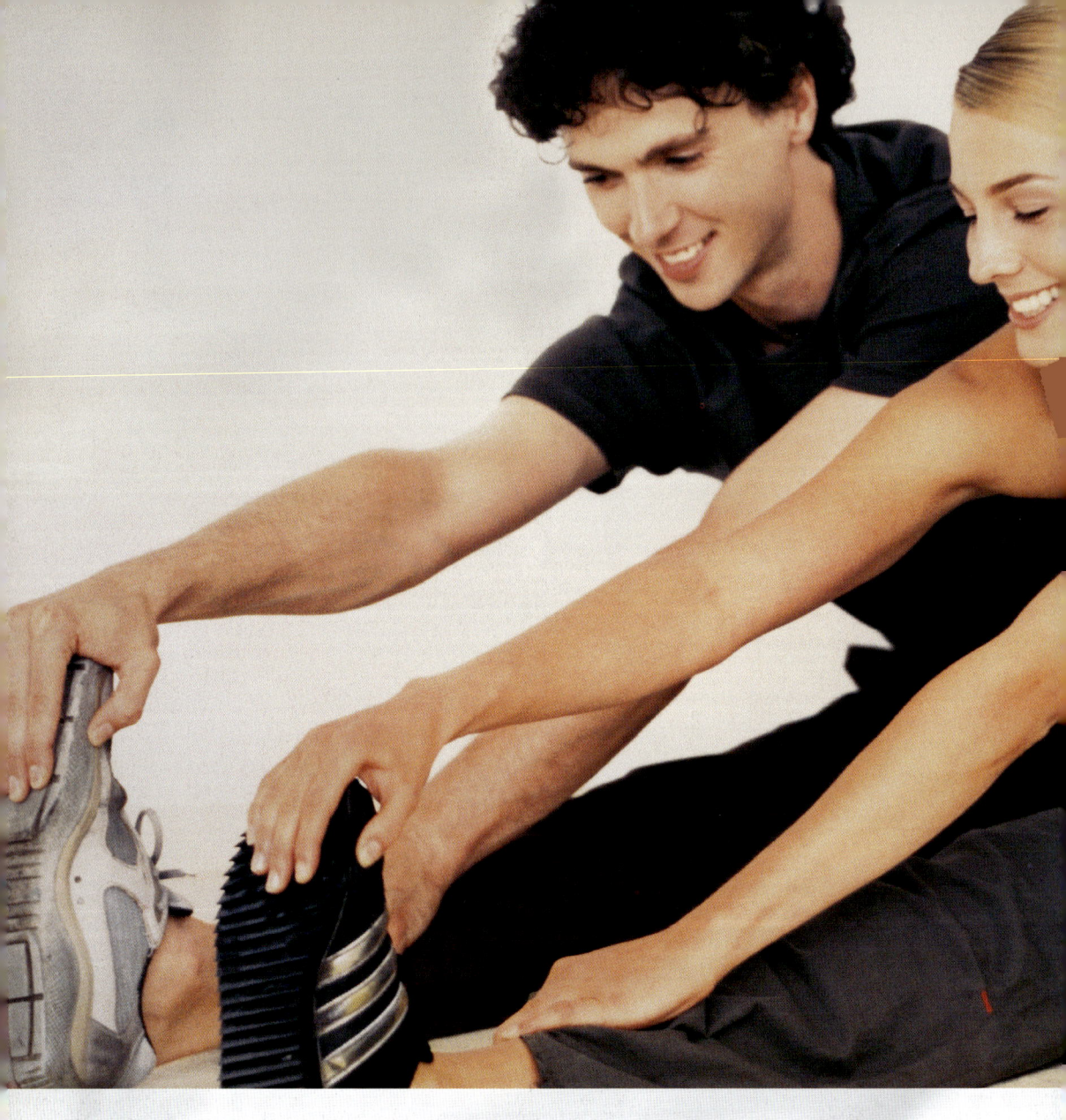

Ob Jogger oder Walker, Biker, Golfer, Tennis-, Squash- oder Badmintonspieler, Skifahrer, Snowboarder – oder Bewegungsmuffel mit guten Vorsätzen: Hier finden Sie individuell auf Sie abstimmbare Dehntechniken!

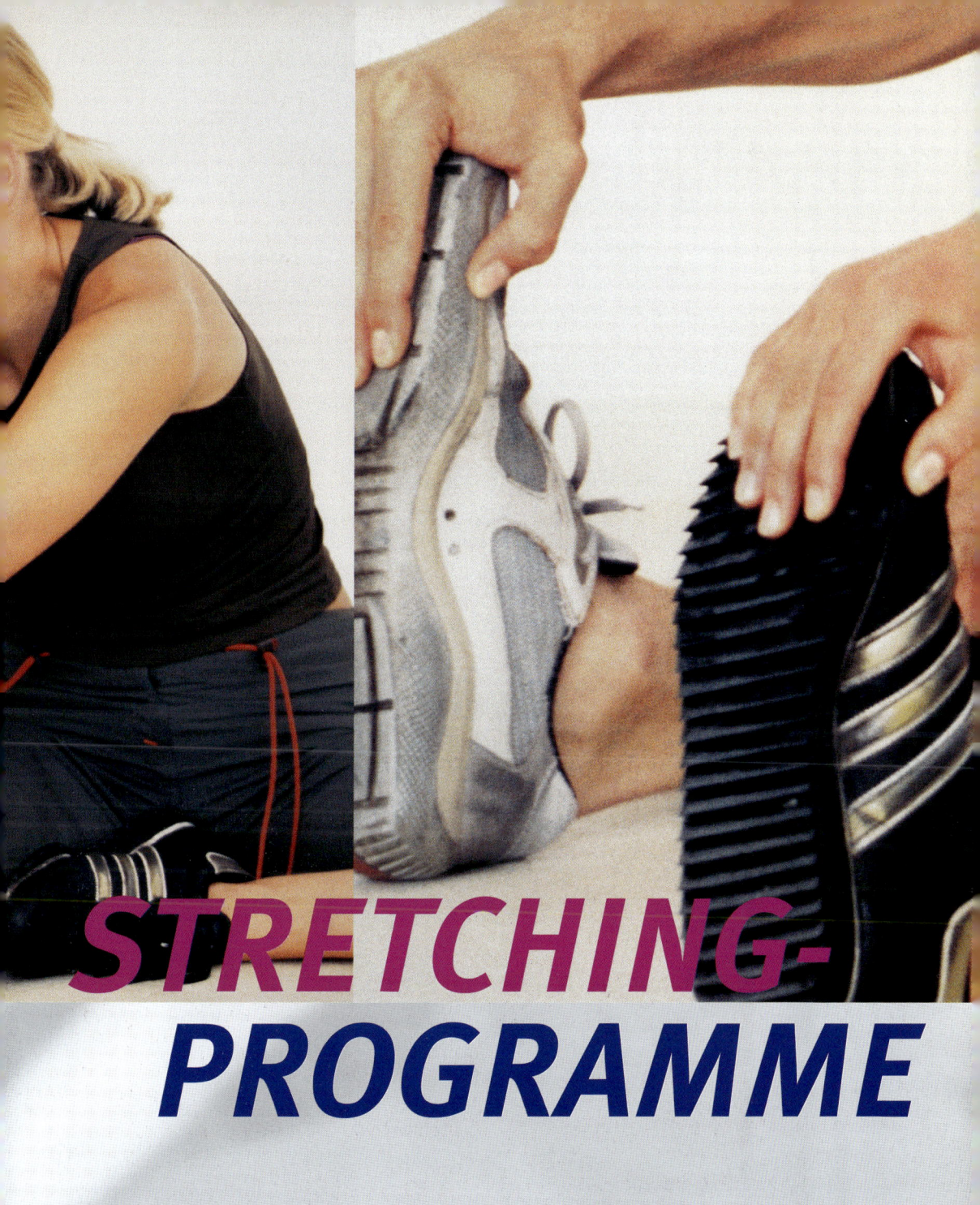

STRETCHING-
PROGRAMME

Für jeden das richtige Workout

Läufer, Biker, Golfer, Tennis-, Squash- und Badminton-spieler, Skifah-rer und Snow-boarder – hier kommt jeder auf seine Stret-ching-Kosten!

Stretchingprogramme sollten sinnvoll und vor allem entsprechend Ihren persönlichen Bedürfnissen zusammengestellt werden. Das Grundprogramm steht dabei im Mittelpunkt. Es richtet sich nicht nur an alle Fitness- und Kraftsportler, sondern eignet sich auch gut als Wellnessprogramm.

Neben dem Grundprogramm finden Sie kurze Workouts für die beliebtesten Sportarten. Diese Programme trainieren ganz gezielt jene Körperpartien, die bei den jeweiligen Sportarten besonders beansprucht werden.

Falls Sie Rückenbeschwerden haben, finden Sie im nächsten Kapitel ab Seite 94 Stretchingprogramme, mit denen Sie diese schnell in den Griff be-

kommen. Last but not least können Sie Stretching auch gegen Stress und Erschöpfung einsetzen. Die entsprechenden Techniken (ab Seite 104) bilden ein effektives Antistressprogramm.

Das Stretch-Baukastensystem

Natürlich können Sie zwischendurch immer einmal die eine oder andere Stretchingübung durchführen – z. B. um Verspannungen zu lösen. Im Alltag kann dies sehr hilfreich sein. Um jedoch eine deutliche Verbesserung von Fitness und Wohlbefinden zu erzielen, ist es wichtig, dass Sie sich regelmäßig Zeit für ein gezieltes Stretching-Workout nehmen. Dabei haben Sie grundsätzlich zwei Möglichkeiten:

Individualität ist top! Hier findet jeder sein ganz persönliches Dehnprogramm.

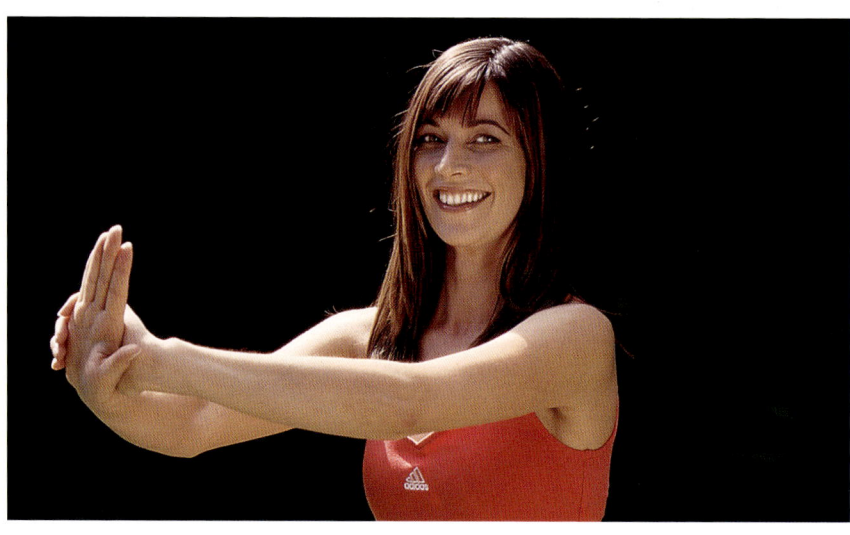

1. Kurzprogramm Wenn Sie wenig Zeit haben, sollten Sie ein Kurzprogramm durchführen. Dazu genügen fünf bis zehn Minuten. Suchen Sie sich aus dem Grundprogramm mindestens vier bis fünf Übungen aus. Führen Sie jede Übung nur einmal durch – halten Sie die Dehnung dabei jedoch für mindestens 20 bis 25 Sekunden. Als in sich geschlossene Kurzprogramme eignen sich auch Stretchingübungen gegen Stress oder Rückenschmerzen. Auch können die Programme mit den sportartspezifischen Übungen als kleine eigenständige Workouts genutzt werden.

2. Intensivprogramm Wenn Sie mehr Zeit haben, sollten Sie ein Intensivprogramm durchführen. Dabei steht das Grundprogramm im Mittelpunkt. Führen Sie alle acht Übungen des Grundprogramms aus. Wiederholen Sie jede Dehnung zwei- bis dreimal.

Wichtig: Sie können das Intensivprogramm entsprechend Ihren persönlichen Bedürfnissen durch eines der anderen Stretchingprogramme ergänzen. Auf diese Weise erhalten Sie ein gutes Rundumtraining, das optimal auf Sie zugeschnitten ist. Die besten Resultate erzielen Sie mit der einfachen Formel

Grundprogramm + Stretchingübungen für Ihre persönlichen Bedürfnisse

So könnte Ihr Programm aussehen

▶ Wenn Sie regelmäßig zum Joggen gehen: Grundprogramm + Stretchingübungen für Läufer
▶ Wenn Sie unter Nackenbeschwerden leiden: Grundprogramm + Stretchingübungen für die Halswirbelsäule
▶ Wenn Sie entspannen und Kraft tanken wollen: Grundprogramm + Antistress-Stretchingübungen
▶ Wenn Sie Golf spielen: Grundprogramm + Stretchingübungen für Golf
▶ usw.

Wie Sie sehen, können Sie sich so ganz einfach ein eigenes Stretching-Workout zusammenstellen. Letztendlich müssen Sie natürlich selbst herausfinden, was Ihnen gut tut. Einige Menschen beschränken sich gern auf einige wenige Grundübungen, andere fühlen sich erst dann so richtig wohl, wenn sie alle ihre Muskeln mehrmals gründlich durchgedehnt haben, wofür sie ein Programm mit mindestens 10 bis 15 Übungen durchführen.

Für Anfänger ist es sinnvoll, sich für ein bis zwei Wochen auf das Grundprogramm zu beschränken und dieses dann allmählich durch weitere Stretchingtechniken zu einem umfassenden Workout zu erweitern.

Stretch for more

Für alle Nichtsportler gibt es folgende Stretching-Workouts: das Ausgleichsprogramm für Sitzberufe, das Ausgleichsprogramm für Stehberufe, Anti-Rückenschmerzenprogramme für Hals-, Brust- und Lendenwirbelsäule sowie das Antistressprogramm.

Fitness-Wellness-Grundprogramm

Das Stretchinggrundprogramm ist für alle Menschen geeignet und spricht sämtliche Muskelgruppen an. Die folgenden Übungen eignen sich für alle Sportarten. Ob nun Fitness- oder Kraftsportler, Fußballer und andere Ballsportler, Leichtathleten oder überhaupt jeder, der Breitensport ausübt – durch das Grundprogramm halten Sie Ihren ganzen Körper flexibel und beugen Verletzungen vor.

Sie können das Programm auch in Ihr Aufwärmtraining integrieren – doch denken Sie daran: Beim Warm-up sollten Sie jede Übung nur einmal ausführen und die Dehnung nicht länger als acht Sekunden lang halten.

Besonders wichtig ist das umfassende Grundprogramm beim Cool-down – um die Erholungsphase nach dem Sport zu beschleunigen, sollten Sie sich dafür etwas Zeit nehmen. Führen Sie jede Übung zwei- bis dreimal durch, und bleiben Sie für jeweils rund 25 Sekunden in der Dehnung.

1	Dehnung der rückseitigen Beinmuskeln und der Lendenwirbelsäule (LWS)

Setzen Sie sich mit gestreckten Beinen möglichst nah an eine Wand. (Das hilft Ihnen, ungünstige Ausweichbewegungen bei der Dehnung zu vermeiden.) Ihr Hände und Arme liegen entspannt neben den Oberschenkeln. Mit dem Ausatmen bewegen Sie nun Ihre Hände langsam in Richtung Ihrer Füße. Ihr Körper folgt der Bewegung und beugt sich nach vorne. Ziehen Sie die Zehen zum Körper.

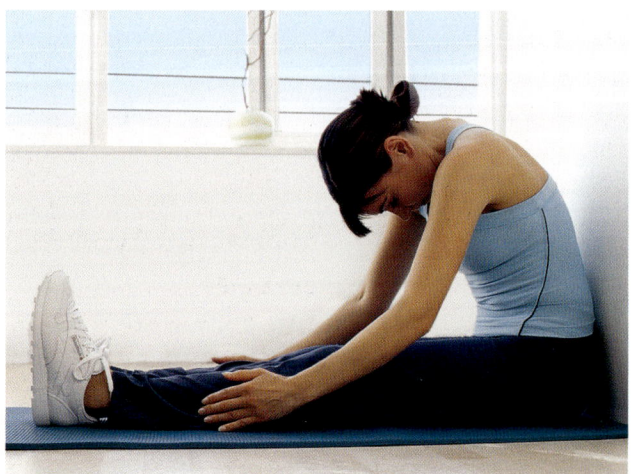

Checkpoints
► Beachten Sie Ihre Schmerzgrenze! Die Dehnung sollte nicht wehtun!
► Halten Sie die Dehnung, und wippen Sie nicht.
► Lassen Sie den Kopf passiv hängen.

Setzen Sie sich mit gestreckten Beinen auf den Boden, stützen Sie sich mit den Händen hinter dem Körper ab. Schlagen Sie nun Ihr linkes über Ihr rechtes Bein. Führen Sie Ihren rechten Arm zu Ihrer linken Seite. Ihr Oberkörper dreht sich dabei. Führen Sie die Drehbewegung nun weiter, indem Sie mit dem rechten Arm gegen das überge-

Checkpoints

► Wenn Sie Ihre Beine in Höhe der Unterschenkel kreuzen, ist die Dehnung nicht so intensiv.

► Achten Sie darauf, Ihre Wirbelsäule auch bei der Drehbewegung möglichst aufrecht zu halten.

► Führen Sie die Drehung niemals ruckartig oder mit großer Kraftanstrengung aus! Ebenso wenig sollten Sie die Spannung plötzlich loslassen.

schlagene linke Bein drücken. Folgen Sie der Drehbewegung mit dem Kopf, und versuchen Sie, möglichst weit nach hinten zu blicken. Wiederholen Sie die Übung zur anderen Seite.

Sie stehen gerade und entspannt. Machen Sie mit dem linken Bein einen Schritt nach hinten, setzen Sie dann das linke Knie auf den Boden. Ihr Oberkörper bleibt dabei die ganze Zeit aufrecht. Ihre Hände liegen entspannt auf dem rechten Oberschenkel. Beugen Sie sich nun nach vorne,

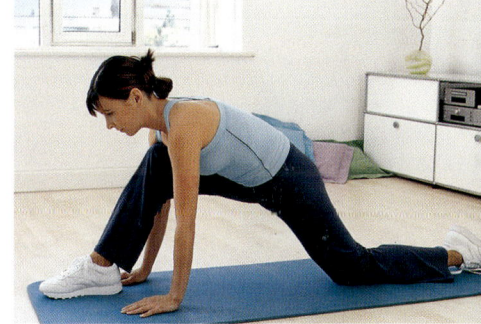

Checkpoints

► Achten Sie darauf, dass das Knie des aufgestellten Beins nicht zur Seite kippt.

► Drehen Sie den Körper nicht zur Seite ab, wenn Sie sich nach vorne beugen. Die Dehnung kommt vor allem dadurch zustande, dass Sie die Hüften nach vorne bewegen.

und setzen Sie die Hände auf den Boden. Dehnen Sie weiter, indem Sie versuchen, den linken Oberschenkel noch weiter nach hinten zu bringen. Wiederholen Sie die Übung mit der anderen Seite.

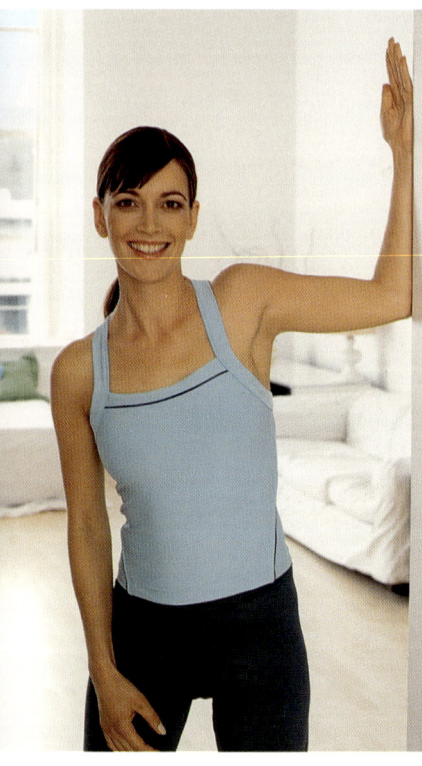

4 | Dehnung der Brust- und Schultermuskulatur

Suchen Sie eine Stelle, die Sie als Widerstand benutzen können, z. B. einen Türrahmen. Legen Sie den linken Unterarm an den Widerstand. Sowohl Unter- und Oberarm als auch Oberarm und Körper sollen dabei im rechten Winkel stehen. Ihr linkes Bein steht vorne, Ihr rechtes Bein hinten.
Versuchen Sie nun, sich gegen den Widerstand nach rechts zu drehen. Ihre Handfläche dreht sich dabei zum Körper.
Wiederholen Sie die Übung auch zur anderen Seite.

Checkpoints
▶ Achten Sie auf die rechten Winkel.
▶ Wenn Sie keinen Widerstand aufbauen können, stehen wahrscheinlich Ihre Beine falsch. Dehnen Sie die linke Seite, steht das linke Bein vorne und umgekehrt.
▶ Gehen Sie nicht ins Hohlkreuz.

5 | Dehnung von Schulter, Nacken und Trapezmuskel

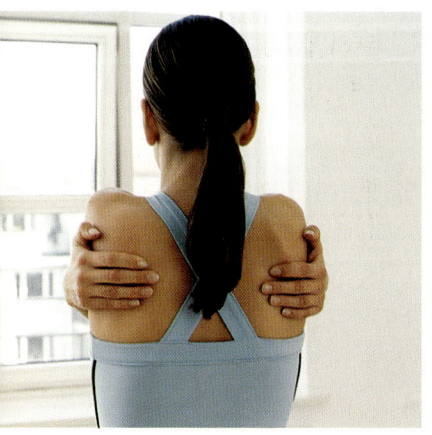

Stellen Sie sich entspannt hin, verschränken Sie die Arme, und umarmen Sie sich selbst. Ihre rechte Hand geht zur linken Schulter, Ihre linke Hand zur rechten Schulter.
Schieben Sie Ihre Hände so weit wie möglich nach hinten.
Idealerweise sollten Sie Ihre Schulterblätter dabei umfassen. Wiederholen Sie die Übung auch mit andersherum gekreuzten Armen.

Checkpoints
▶ Lassen Sie den Kopf bei der Dehnung nicht sinken!
▶ Um die Dehnung zu verstärken, heben Sie leicht die Ellbogen.

6 | Dehnung der Rückenstrecker

Gehen Sie in den Fersensitz. Ihre Hände liegen entspannt auf den Oberschenkeln, Ihr Oberkörper ist aufrecht.
Beugen Sie nun Ihren Oberkörper nach vorne, möglichst so weit, dass der Kopf den Boden berührt. Legen Sie die Hände nach vorne ab, und entspannen Sie sich.

Checkpoints

▶ Achten Sie darauf, dass Sie Ihr Gesäß nicht von den Fersen abheben, wenn Sie sich nach vorne beugen.

▶ Wenn Ihnen der Fersensitz schwer fällt, können Sie sich die Stellung erleichtern, indem Sie zwischen Po und Fersen ein kleines Kissen legen.

▶ Atmen Sie in der Endstellung entspannt weiter.

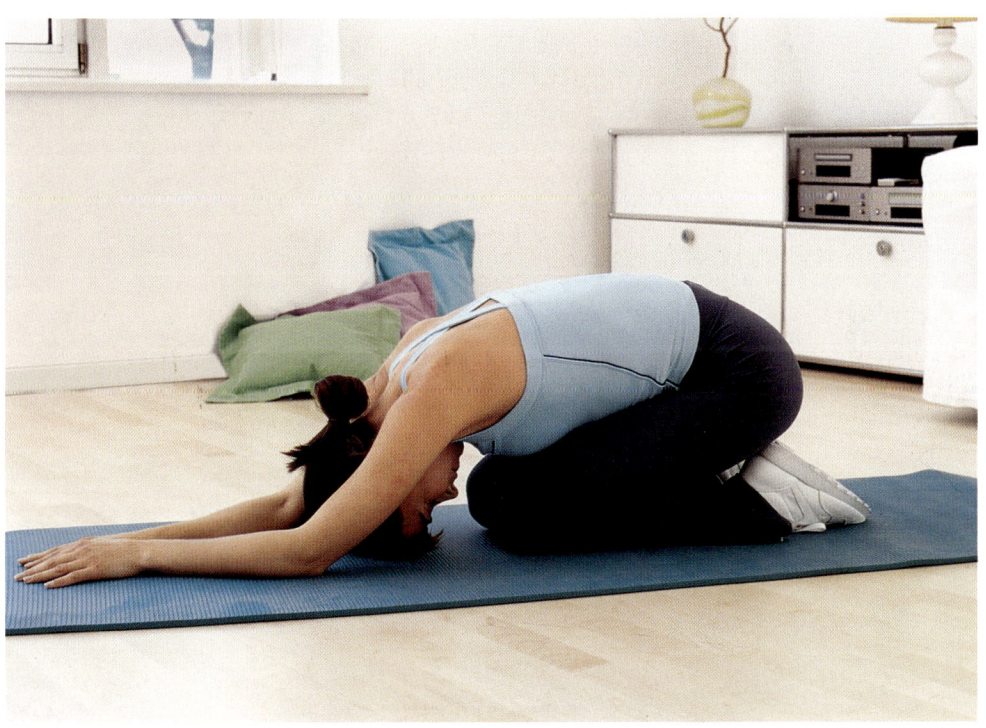

7	Dehnung der Oberschenkelvorderseite

Legen Sie sich auf die linke Seite, so dass Ihre Beine übereinander liegen und leicht angewinkelt sind. Ihr Kopf liegt auf dem linken Oberarm, Ihre linke Hand auf dem rechten Oberschenkel.

Winkeln Sie nun Ihren rechten Unterschenkel an, und greifen Sie den rechten Fuß mit der rechten Hand. Ziehen Sie die Ferse in Richtung Gesäß.

Wiederholen Sie die Übung auf der anderen Seite.

Checkpoints
► Achten Sie darauf, bei der Dehnung nicht ins Hohlkreuz zu gehen.
► Wenn Sie mit der Ferse ohne Probleme bis zum Gesäß kommen, können Sie die Dehnung verstärken, indem Sie den Fuß weiter nach oben ziehen.

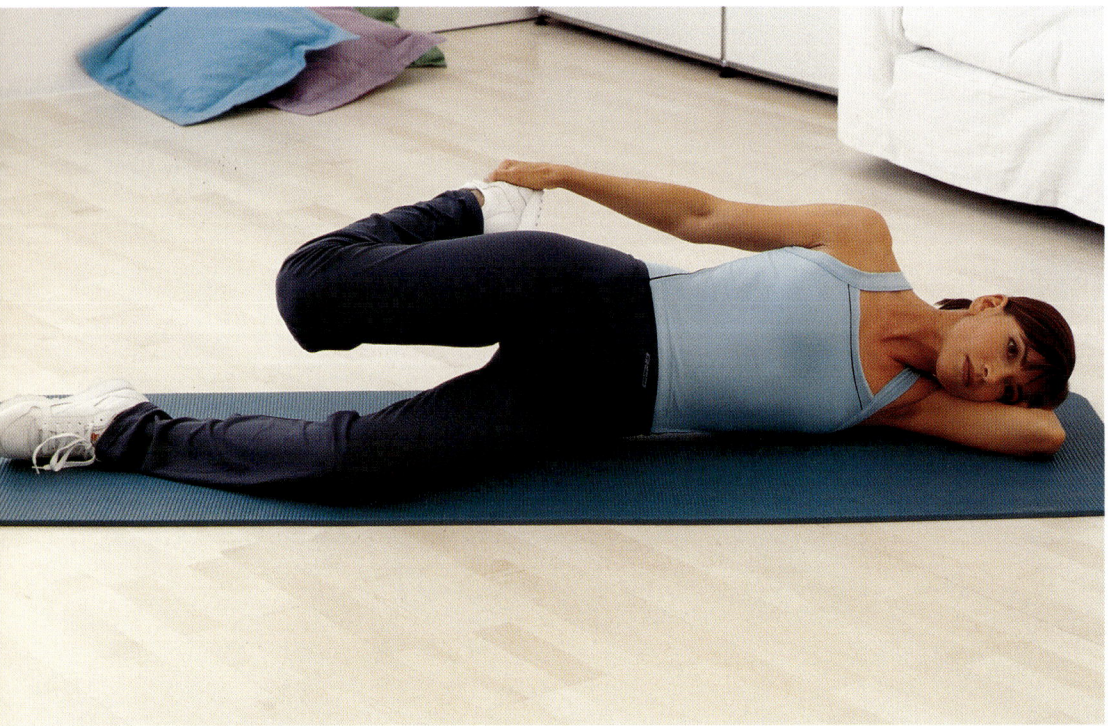

Legen Sie sich auf den Rücken, und legen Sie Ihre Arme senkrecht hinter dem Kopf ab. Entspannen Sie sich. Strecken Sie nun den rechten Arm und das linke Bein so weit wie möglich, während linker Arm und rechtes Bein entspannt bleiben. Wechseln Sie die Seiten mehrmals hintereinander, mit einer ruhigen, fließenden Bewegung. Versuchen Sie, immer weiter in die Streckung zu kommen.

Checkpoints
► Achten Sie darauf, möglichst nur die Muskeln anzuspannen, die für die Streckung notwendig sind!
► Wenn Sie (z. B. wegen eines Rundrückens) Ihre Arme nicht gerade hinter den Kopf legen können, legen Sie sie in dem größten Winkel ab, der Ihnen möglich ist. In diesem Fall sollten Sie auch die Beine etwas spreizen – der Arm und das Bein, die gestreckt werden, sollten auf einer Linie liegen.

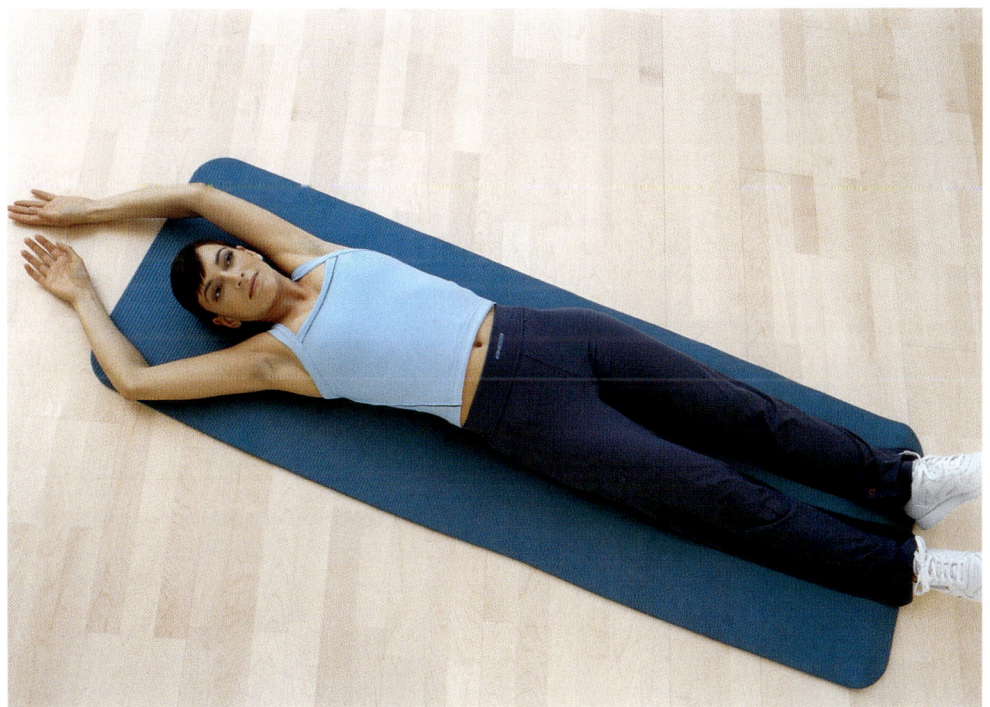

Runner's Stretch

Laufen ist wohl der Sport, der am natürlichsten ist. In vorgeschichtlichen Zeiten – und natürlich auch heute noch bei Völkern, die nicht von der Zivilisation vereinnahmt wurden – war es überlebenswichtig, dass der Mensch schnell und vor allem auch ausdauernd laufen konnte. So gesehen ist es schon bedenklich, dass es heute vielen Menschen schwer fällt, auch nur kurze Strecken zu laufen. Dabei liegt das Laufen dem Menschen in den Genen. Aber selbstverständlich muss es dennoch trainiert werden. Jogging ist das ideale Ausdauertraining – und nicht nur das: Fast alle Muskeln werden beim Laufen beansprucht, vor allem der Herzmuskel!

Lauftraining fördert darüber hinaus die Durchblutung, aktiviert den gesamten Stoffwechsel und den Kreislauf und erhöht die Sauerstoffaufnahme. Nicht zuletzt ist Jogging eine wirkungsvolle Methode, um Fettpölsterchen loszuwerden. Kein Wunder, dass immer mehr Menschen begeisterte Läufer sind. Wenn Sie untrainiert und/oder übergewichtig sind, ist es jedoch sehr wichtig, dass Sie sich dem Laufen vorsichtig nähern. Der beste Anhaltspunkt: Laufen muss, wenn es wirklich sinnvoll und gesund sein soll, Spaß machen! (Das gilt natürlich auch für alle anderen Sportarten, aber für das Laufen ganz besonders.)

Wichtig ist auch, sich klar zu machen, welche Körperteile beim Jogging besonders belastet werden. Das sind bei dieser natürlichsten Bewegungsform nur wenige, und zwar Achillessehnen und Knie. Untrainierte sollten beim Joggen besonders vorsichtig sein und ihre Grenzen beachten. Einige kurze Stretchingübungen helfen, die Muskeln auf das Laufen vorzubereiten. Darüber hinaus ist es auch wichtig, die ersten Minuten zum Aufwärmen zu nutzen und in dieser Zeit sehr langsam zu laufen. Wenn die Knie erst einmal geschädigt sind, dauert es nämlich lange, bis wieder trainiert werden kann. Neben dem richtigen Aufwärmen sollten Läufer unbedingt großen Wert auf die Wahl der richtigen Schuhe legen!

Ein ganz hervorragender Einstieg ins Jogging – oder auch eine sanfte Alternative – ist Walking, also das schnelle, kraftvolle Gehen. Beim Walking bleibt immer ein Fuß in Kontakt zum Boden. Die Füße werden bei dieser Art des schnellen Gehens über die ganze Sohle abgerollt.

Die folgenden Dehnübungen eignen sich übrigens nicht nur für Jogger und Walkinganhänger, sondern tun auch gut vor oder nach Bergtouren oder Wanderungen.

9 | Dehnung der Wadenmuskeln

Stellen Sie sich mit dem Gesicht zur Wand auf, eine Arm-
länge davon entfernt. Ihre ausgestreckten Hände legen
Sie flach an die Wand. Setzen Sie nun das rechte Bein
einen großen Schritt zurück, drücken Sie vorsichtig die
rechte Ferse gegen den Boden.
Wiederholen Sie die Übung mit dem anderen Bein.

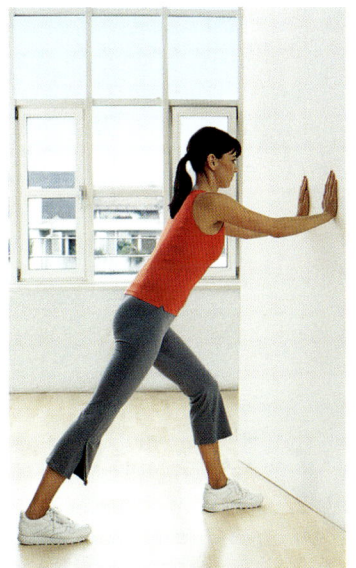

Checkpoints
► Je weiter Sie den Schritt zurück machen, desto
stärker ist die Dehnung. Stellen Sie Ihr Bein nur
so weit zurück, dass Sie mit der Ferse noch zum
Boden kommen.
► Vermeiden Sie unbedingt ruckartige oder
federnde Bewegungen, achten Sie auf Ihre
Schmerzgrenze! Es darf nur ziehen, nicht wehtun!

10 | Dehnung der vorderen Oberschenkelmuskeln

Stellen Sie sich mit dem Gesicht zur Wand auf, stützen Sie
sich mit dem linken Arm an der Wand ab, während Sie das
rechte Bein heben. Dabei winkeln Sie den Unterschenkel
an und fassen Ihren Fuß hinter dem Körper. Ziehen Sie
nun die rechte Ferse so weit wie möglich zum Gesäß.
Wiederholen Sie
die Übung mit
dem anderen
Bein.

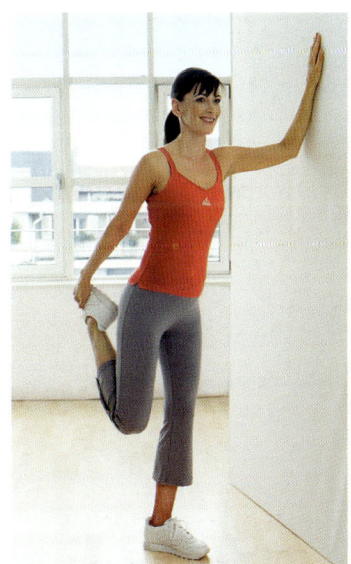

Checkpoints
► Achten Sie darauf, bei der Dehnung nicht ins Hohlkreuz zu gehen.
► Wenn Sie ganz sicher stehen,
können Sie den Fuß auch mit beiden
Händen fassen. Das ist eine hervorragende Gleichgewichtsübung.

11 | Dehnung der Beinrückseite

Stellen Sie sich entspannt hin, und machen Sie mit dem rechten Fuß einen kleinen Schritt nach vorne. Verlagern Sie Ihr Gewicht auf Ihr linkes Bein.

Beugen Sie sich nun langsam nach vorne. Dabei stützen Sie sich mit den Händen auf Ihren Oberschenkeln ab. Beugen Sie das linke Bein, während das rechte gestreckt wird. Die Ferse des rechten Beins bleibt auf dem Boden, während sich der restliche Fuß hebt. Ziehen Sie die Zehen an, so dass Sie deutlich die Dehnung der Beinrückseite spüren.

Wiederholen Sie die Übung auch zur anderen Seite.

Checkpoints
▶ Achten Sie darauf, dass Ihr Gewicht möglichst vollständig auf Ihrem Standbein liegt.
▶ Stützen Sie sich gut auf Ihren Oberschenkeln ab, wenn Sie sich nach vorne beugen, um Ihren Rücken zu schonen.
▶ Drücken Sie nicht mit Kraft gegen Ihr Kniegelenk!

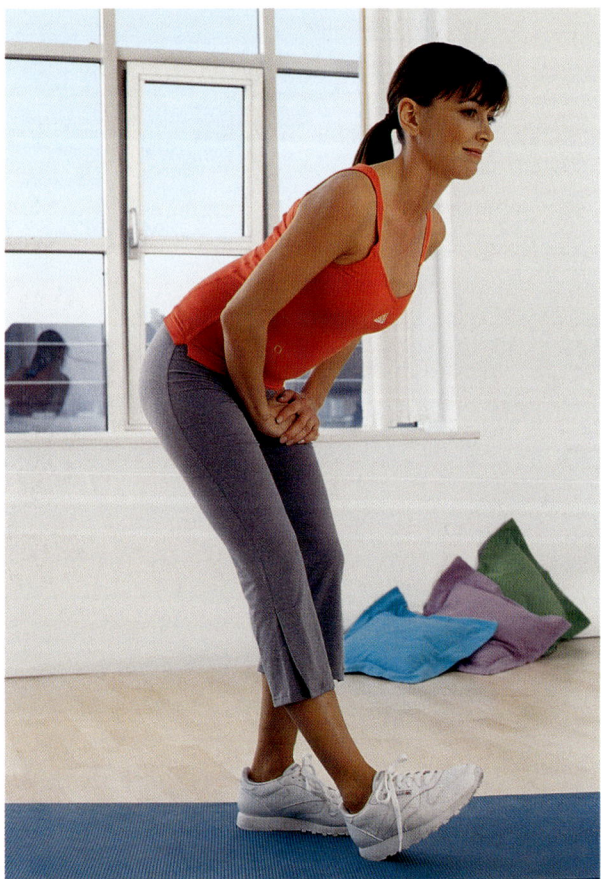

Sie stehen entspannt; Ihre Füße sind etwa schulterbreit auseinander. Die Fußspitzen weisen dabei leicht nach außen.
Verlagern Sie Ihr Gewicht nun
ganz auf das rechte Bein. Beugen Sie Ihr rechtes Bein ein
wenig, während Sie Ihr linkes
Bein strecken. Stützen Sie sich
mit beiden Händen auf dem
rechten Oberschenkel ab, beugen Sie sich leicht nach vorne.
Wiederholen Sie die Übung
auch mit der anderen Seite.

Checkpoints
▶ Der Fuß des gestreckten Beins bleibt mit der Sohle
auf dem Boden. Auch in der Dehnungsphase berührt der
Fuß mit der ganzen Sohle den Boden. Achten Sie darauf,
denn wenn Sie den Fuß mit der ganzen Sohle kippen,
dehnen Sie andere Muskelgruppen!
▶ Achten Sie unbedingt darauf, das Knie des gebeugten Beins immer in einer Linie mit dem Fuß zu bewegen!
Wenn Sie seitlich ausweichen, belastet das Ihre Knie.
▶ Beugen Sie das Knie keinesfalls so weit, dass es über
den Zehen steht. Wenn Sie stärker stretchen wollen,
müssen Sie nur den Abstand Ihrer Füße voneinander
vergrößern.

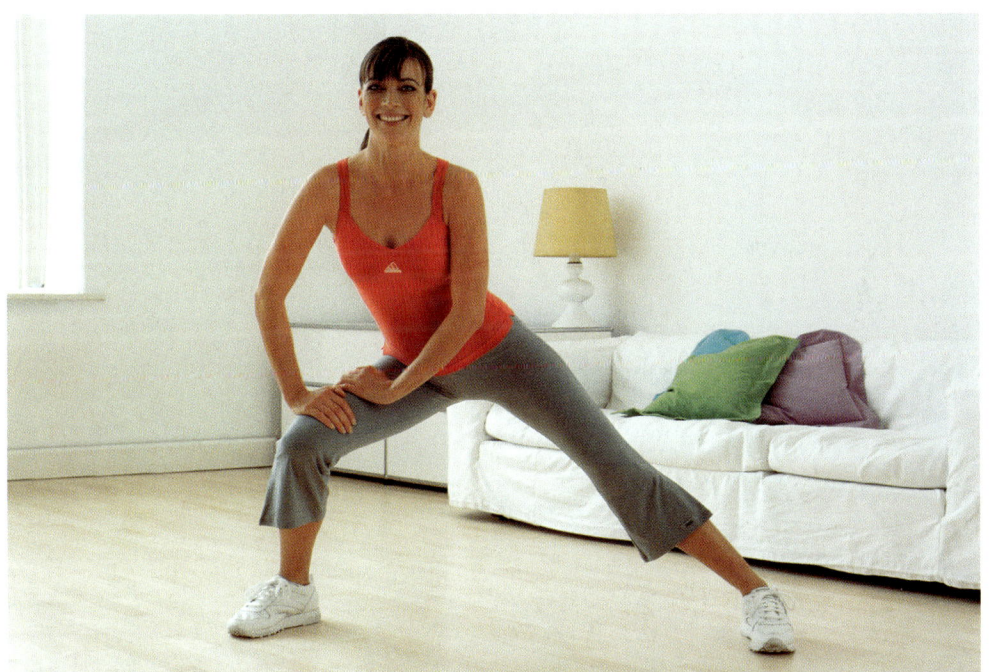

Sie sitzen mit leicht angewinkelten Beinen auf dem Boden. Greifen Sie mit den Armen unter den Beinen durch, und verschränken Sie sie ineinander. Führen Sie nun langsam den Kopf in Richtung Knie, indem Sie langsam von oben nach unten abrollen: Zuerst beugen Sie den Kopf, dann folgen die Schultern, dann beugen Sie den Rücken.

Checkpoints
▶ Sie müssen nicht die Endposition erreichen. Gehen Sie nur so weit, wie es Ihnen schmerzlos möglich ist.
▶ Ziehen Sie mit den Armen gegen den Oberschenkel. Dadurch vermeiden Sie, dass die untere Wirbelsäule ungesunde Ausweichbewegungen macht.

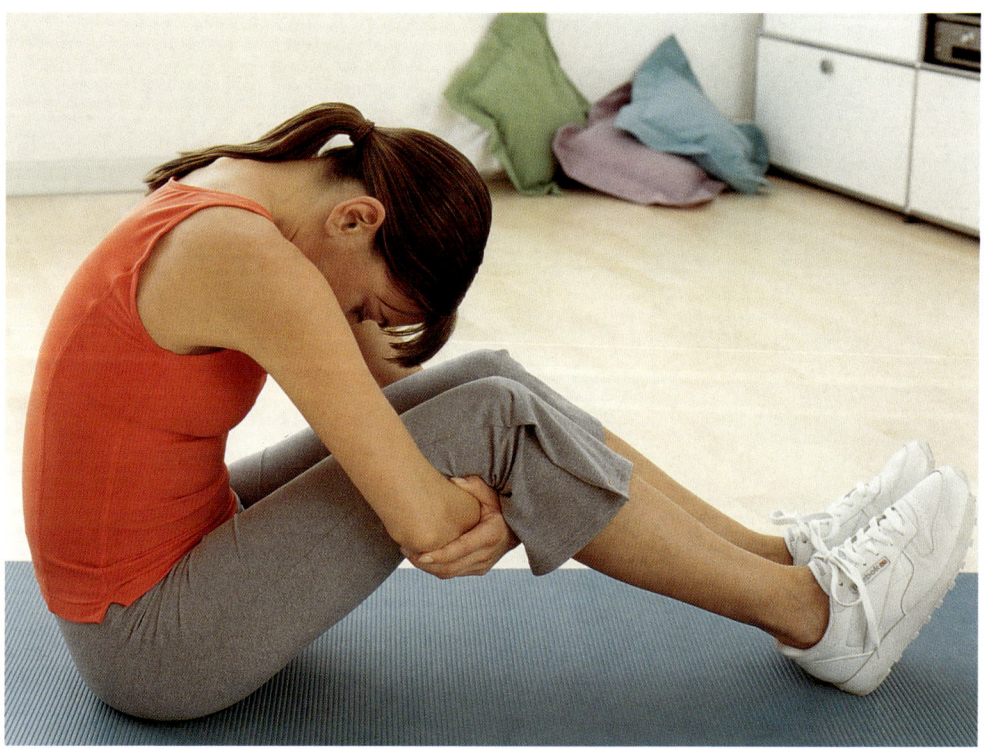

Stellen Sie sich hin, entspannen Sie sich, und heben Sie langsam das rechte
Bein. Mit den Händen fassen Sie unter den rechten Oberschenkel.
Ziehen Sie nun das rechte Bein zum Körper. Ihr Oberkörper bleibt dabei
aufrecht.
Wiederholen Sie die Übung mit der anderen Seite.

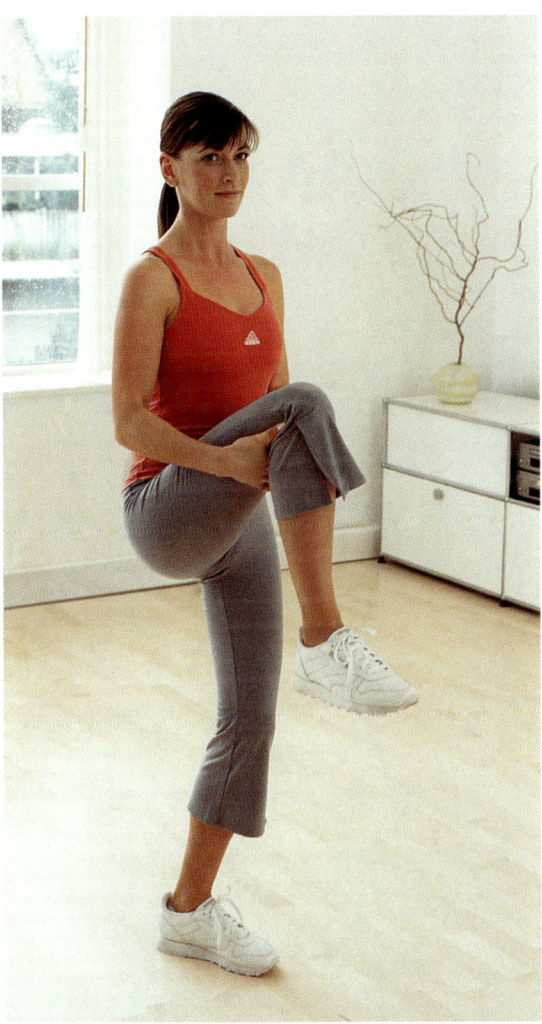

Checkpoints

► Bleiben Sie während der ganzen
Übung mit dem Oberkörper aufrecht, und beugen Sie sich nicht
nach vorne! Achten Sie insbesondere beim Umfassen des Beins und
beim Ziehen zum Körper darauf,
dass Sie nur Ihr Bein und nicht Ihren
Oberkörper bewegen!

► Ihr Standbein sollte leicht
gebeugt sein. Achten Sie darauf,
Ihr Standbein nie ganz durch-
zustrecken.

► Die Übung ist gleichzeitig eine
hervorragende Gleichgewichtsübung, die Ihnen hilft, Ihre Körperstatik zu verbessern.

Biker's Stretch

Das Fahrrad wurde vor mehr als 150 Jahren erfunden und trat in der Folge einen beispiellosen Siegeszug um die Welt an. Heute ist es nicht nur beliebtes Fortbewegungsmittel, sondern populäres Sportgerät. Seit Jan Ullrich 1997 die Tour de France gewann, bekommt auch der Leistungsradsport in Deutschland immer mehr Fans.

Radfahren ist u. a. in gesundheitlicher Hinsicht eine reine Wohltat. Nur Laufen (und Walking) und Schwimmen sind noch besser als Radfahren. Dabei ist der Übergang vom Gebrauchsgegenstand zum Sportgerät fließend – und man tut etwas für die Gesundheit, ohne groß darüber nachzudenken: Ein paar Mal zum Bäcker an der Ecke fahren ist schon wie eine halbe Stunde Fitnessstudio – denn der Pedalsport ist ein hervorragendes Konditions- und Herz-Kreislauf-Training.

Ein großer Vorteil des Radsports liegt darin, dass er auch für Einsteiger und Übergewichtige sehr empfehlenswert ist. Der Bewegungsaufwand ist gut dosierbar, und das Körpergewicht wird vom Sattel getragen.

Allerdings bringt die sitzende Position beim Radfahren auch Probleme mit sich – zumindest für weniger Trainierte. Insbesondere der Bereich der Lenden- und Halswirbelsäule ist starken Belastungen ausgesetzt.

Wenn Sie bereits unter Schäden an Rücken oder Halswirbelsäule leiden, sollten Sie mit dem Radfahren vorsichtig sein und sich gegebenenfalls einen anderen Sport suchen. Auch wer unter Knieschäden leidet, kann hier Probleme bekommen; allerdings belastet Radfahren die Knie weniger als viele andere Sportarten (Jogging etc.). Oft lässt sich hier durch ein ergonomisch korrekt angepasstes Fahrrad einiges ausrichten. Überhaupt sollten Sie darauf achten, dass Ihr Rad zu Ihnen passt: Wichtigster Wert ist der Abstand Sattel/Pedal. Wenn Sie auf dem Sattel sitzend die Ferse aufs Pedal stellen, sollten Sie das Bein knapp durchstrecken können.

Zum gesunden Radsport gehört auch ein vernünftiges Stretchingprogramm. Durch die spezifischen Übungen für Biker können Sie typische Radlerprobleme sehr gut in den Griff bekommen. Insbesondere Verspannungen des Nackens können Sie damit effektiv bekämpfen.

Egal, ob Sie auf dem Mountainbike, dem Renn- oder Tourenrad unterwegs sind – nicht nur vor, sondern auch nach dem Training sind die folgenden Stretchingtechniken hilfreich. Und natürlich können Sie sie außerdem in den Pausen nutzen, um Verspannungen loszuwerden.

15 | Dehnung der Schulter- und Brustmuskeln, Mobilisierung der Brustwirbelsäule (BWS)

Stellen Sie sich vor Ihr Bike, und halten Sie es mit gestreckten Armen an Lenker und Sattel. Lassen Sie die Arme gestreckt, und beugen Sie den Körper in der Hüfte; Sie schieben also Ihr Gesäß nach hinten. Mit dem Gewicht Ihres Körpers dehnen Sie Schultern und Brust.

Checkpoints
▶ Halten Sie Ihren gebeugten Oberkörper nicht mit den Rückenmuskeln. Ihre Brust- und Schultermuskeln tragen Ihr Gewicht.
▶ Achten Sie darauf, dass Ihr Kopf und Ihre Wirbelsäule eine gerade Linie bilden.

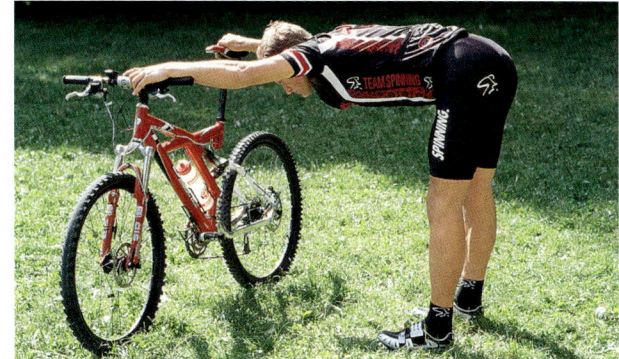

16 | Dehnung der vorderen Oberschenkelmuskeln und des Hüftbeugers

Sie stehen links neben Ihrem Bike. Mit der rechten Hand stützen Sie sich auf den Sattel. Winkeln Sie nun den linken Unterschenkel an, fassen Sie den Fuß hinter Ihrem Körper mit der linken Hand. Ziehen Sie Ihre Ferse langsam zum Gesäß, und bringen Sie den Oberschenkel nach hinten.
Wiederholen Sie die Übung auch auf der anderen Seite.

Checkpoints
▶ Gehen Sie nicht ins Hohlkreuz, wenn Sie den Fuß zum Gesäß ziehen!
▶ Strecken Sie Ihr Standbein nicht durch. Indem Sie das Knie leicht beugen, können Sie besser spüren, wenn Sie ein Hohlkreuz machen.

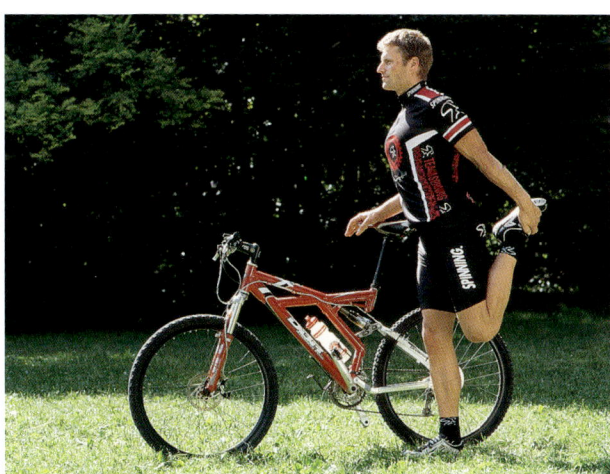

Stellen Sie sich neben die linke Seite Ihres Bikes, und stützen Sie sich auf den Sattel. Schwingen Sie nun Ihr rechtes Bein über die Querstange. Wenn Sie sehr flexibel sind, kön-

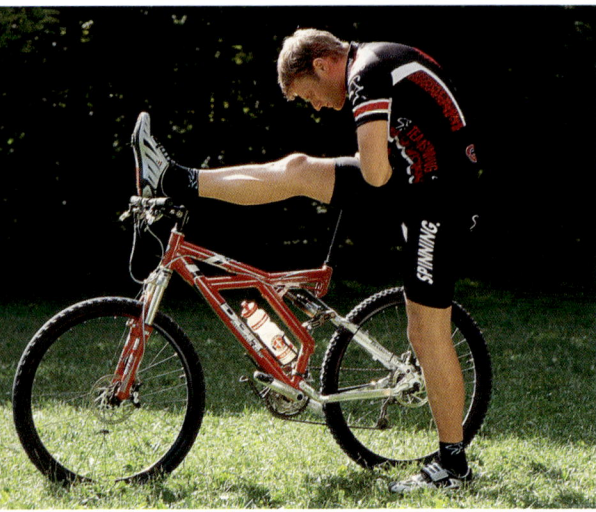

nen Sie Ihr Bein auch auf dem Lenker ablegen. Ihre linke Hand stützen Sie auf Ihrem rechten Oberschenkel ab. Beugen Sie sich aus den Hüften nach vorne. Führen Sie die Übung auch auf der anderen Seite durch.

Checkpoints
► Achten Sie darauf, dass Sie den Kopf nicht zur Brust senken, wenn Sie sich vorbeugen. Am besten, Sie richten den Blick nach vorne.
► Vermeiden Sie, Ihr gesamtes Körpergewicht auf das senkrechte Bein zu legen – das würde Ihr Knie unnötig belasten.

| 18 | Dehnung der Wadenmuskeln |

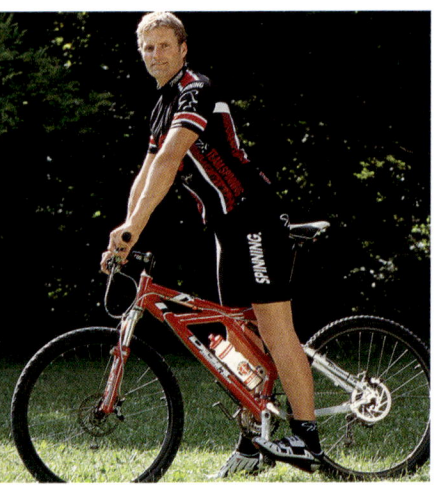

Diese Übung können Sie durchführen, ohne von Ihrem Bike abzusteigen. Greifen Sie in die Bremsen, und setzen Sie den rechten Fuß auf den Boden. Ihr linker Fuß steht fest mit dem Ballen auf dem Pedal.
Geben Sie nun etwas Gewicht auf das linke Bein, und drücken Sie langsam die Ferse in Richtung Boden.
Wiederholen Sie die Übung auch mit dem anderen Bein.

Checkpoints
► Wenn Sie die Dehnung intensivieren möchten, stellen Sie Ihr Standbein etwas weiter nach vorne.
► Vermeiden Sie unbedingt ruckartige oder federnde Bewegungen, und achten Sie auf Ihre Schmerzgrenze! Es darf nur ziehen, nicht aber wehtun!

Stehen Sie gerade und entspannt, und legen Sie die Hände übereinander auf den Rücken. Drehen Sie nun langsam Ihren Kopf zur linken Seite, und ziehen Sie gleichzeitig die Schultern nach hinten.

Wiederholen Sie die Übung auch zur rechten Seite.

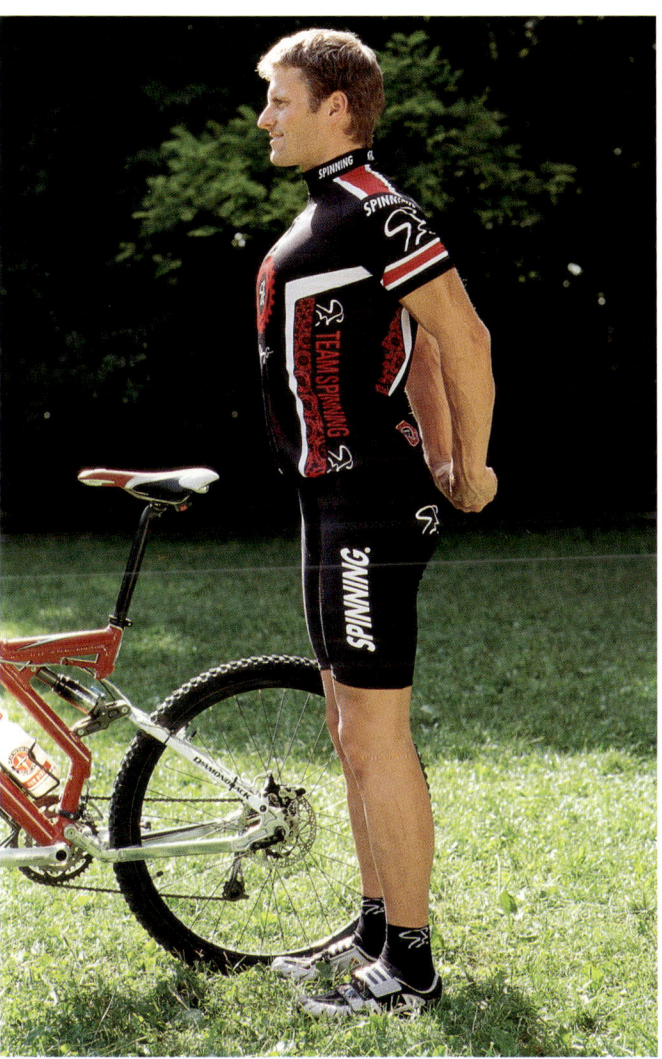

Checkpoints

► Achten Sie insbesondere beim Lösen des Stretching darauf, dass das nicht zu plötzlich geschieht!

► Der Kopf dreht sich nur, bewegt sich aber auf keiner anderen Ebene. Achten Sie besonders darauf, dass Sie das Kinn bei der Drehung nicht heben!

► Ist die größtmögliche Dehnung erreicht, können Sie das Kinn ein wenig senken. Damit beugen Sie nicht nur der schädlichen Hebung des Kopfes vor, sondern intensivieren die Dehnung sinnvoll.

Golfer's Stretch

Golf ist ein königlicher Sport mit einer langen Geschichte. Schon in Rom frönten die Adeligen einem Spiel mit einem gebogenen Stock und einem aus Federn hergestellten Ball. Vielleicht ist das der Ursprung von Golf? Wahrscheinlicher ist aber, dass Golf im 14. und 15. Jahrhundert in Schottland (neu) erfunden wurde. Die schottischen Könige und Königinnen waren begeistert von diesem Spiel und brachten es nach Frankreich. Auch in England war das Spiel in höchsten Kreisen beliebt.

Damals schon gewann Golf überall Freunde. Die Legende sagt, dass 1457 das schottische Parlament Golf sogar verbot, da es im Volk zu beliebt wurde, und legte ihm stattdessen das Üben mit Pfeil und Bogen zur Erhöhung der Wehrhaftigkeit ans Herz. Spätestens 1680 bestand aber dann der erste Golfclub in Schottland.

Die heutige Beliebtheit von Golf kann leicht mit der Begeisterung der schottischen Erfinder mithalten: Allein in den USA gibt es sage und schreibe mehr als 12 000 Golfplätze, die von über 20 Millionen Menschen pro Jahr besucht werden. Im Land der unbegrenzten Möglichkeiten wurde auch das erste internationale Golfturnier ausgetragen – und das schon 1927.

Seit den 8oer Jahren des 20. Jahrhunderts entwickelte sich Golf dann in Deutschland zu einer Sportart für alle – mit dem großen Vorbild des deutschen Golfprofis Bernhard Langer. Heute heißt der absolute Superstar der 18 Löcher auf internationalem Parkett Tiger Woods. Golf ist wie kaum ein anderer Sport wirklich ein Sport für alle Menschen. Die Anforderungen an Muskelkraft, Ausdauer und Beweglichkeit sind nicht so hoch, dass nicht auch ältere oder weniger fitte Menschen diesen Sport ausüben könnten – und außerdem haben auch Spieler mit unterschiedlichem Level (in der Fachsprache Handikap genannt) Spaß am gemeinsamen Spiel. Bei Golf bewegt man sich in der freien Natur, übt Kraft und Beweglichkeit, erhöht Konzentrationsfähigkeit und Koordination.

So schön und gesund Golf insgesamt auch ist, so gibt es doch ein paar Körperbereiche, die schnell überlastet werden, wenn man den Bewegungsablauf nicht richtig ausführt. Das sind vor allen Dingen Rumpf-, Brust- und Schultermuskulatur, Schulter-, Ellbogen- und Handgelenke – aber auch der Rücken, speziell der untere Teil, ist gefährdet.

Diesen Problemen können Sie mit dem folgenden Stretchingprogramm speziell für Golfer vorbeugen.

20 | Dehnung von Brust, Nacken und Schultern

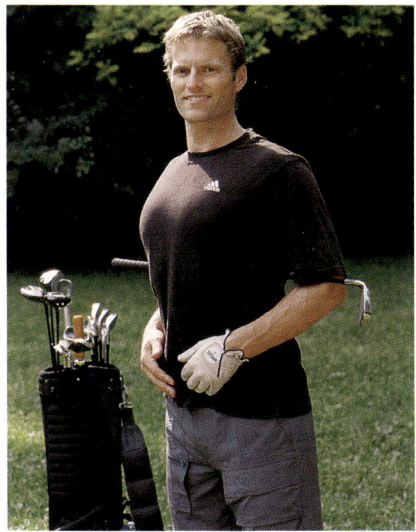

Stehen Sie entspannt, mit leicht gebeugten Knien. Nehmen Sie einen Golfschläger auf Ihren Rücken, und fixieren Sie ihn mit den Armen, so dass der Schläger in Ihren Ellbeugen liegt. Ziehen Sie nun Ihre Schultern nach hinten, während Sie gleichzeitig Ihre Brust sanft nach vorne schieben.

Checkpoints
► Achten Sie darauf, nicht ins Hohlkreuz zu gehen. Je mehr Sie im Hohlkreuz sind, desto weniger können Sie dehnen.
► Lassen Sie Ihren Kopf nicht nach hinten kippen. Ihr Blick sollte stets nach vorne gerichtet bleiben.

21 | Dehnung der Hals- und Nackenmuskeln

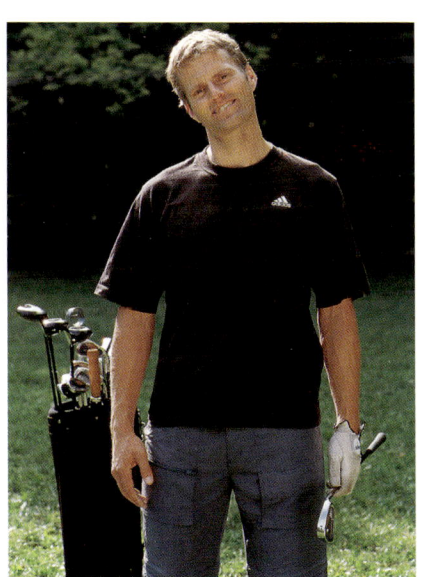

Nehmen Sie Ihren Golfschläger in die linke Hand. Ihre Arme hängen locker an den Seiten herab. Sie stehen entspannt, mit leicht gebeugten Knien. Legen Sie Ihren Kopf nun langsam auf die rechte Seite. Ihre linke Hand, die den Schläger hält, drückt dabei nach unten. Wiederholen Sie die Übung dann auch auf der anderen Seite.

Checkpoints
► Achten Sie darauf, dass Ihr Kopf bei der Dehnung keine Ausweichbewegung nach hinten macht.
► Vermeiden Sie, ins Hohlkreuz zu gehen. Nur die Halswirbelsäule wird bewegt.

22 | Dehnung der Unterarmbeuger

Stehen Sie entspannt. Heben Sie die rechte Hand vor Ihrem Körper. Die Handfläche weist dabei nach oben. Legen Sie die linke Hand auf die rechte, so dass die Handflächen aufeinander liegen und die Finger im rechten Winkel zueinander stehen.

Schieben Sie nun langsam die rechte Handfläche nach vorne, und halten Sie mit der linken Hand die Beugung der rechten Hand. Führen Sie die Übung auch mit der linken Hand durch.

Checkpoints
▶ Führen Sie die Bewegung langsam aus, und achten Sie auf Ihre Schmerzgrenze.
▶ Versuchen Sie, den Arm, der gedehnt wird, so weit wie möglich entspannt zu halten.

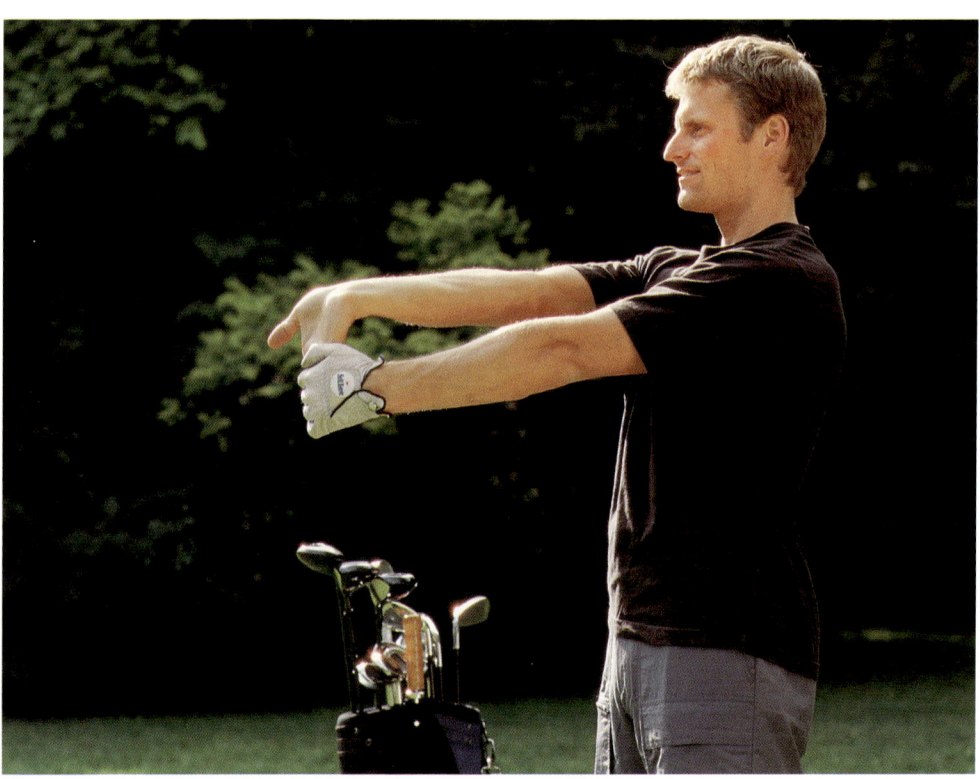

Ihre Füße stehen etwa schulterbreit auseinander, die Knie sind leicht gebeugt. Heben Sie nun Ihren Golfschläger über den Kopf.

Beugen Sie sich langsam zur Seite. Der obere Arme streckt sich, und der Golfschläger bewegt sich entlang einer Kreisbahn.

Natürlich führen Sie die Übung auch zur anderen Seite hin aus.

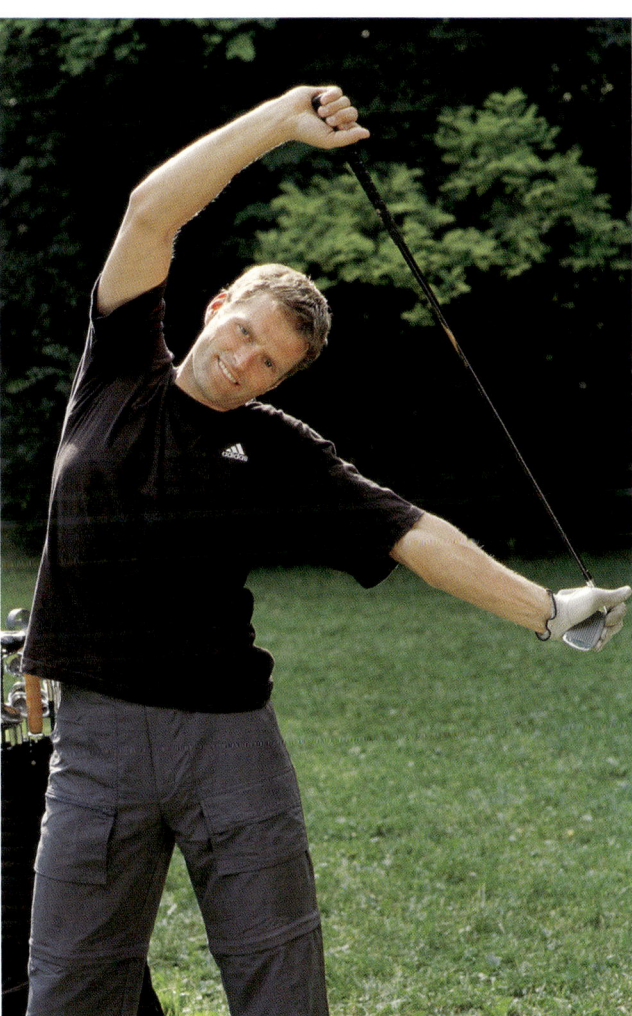

Checkpoints

► Passen Sie auf, dass Sie bei der Seitwärtsbeugung keine ausweichende Drehbewegung machen!

► Je weiter Sie den Schläger an den Enden fassen, desto intensiver wird die Dehnung.

► Wenn Sie den Oberkörper nach links beugen, wird der linke Ellbogen angewinkelt, der rechte Arm gestreckt – und umgekehrt.

Stretching für Tennis, Squash, Badminton

Tennis, wie wir es heute kennen, entstand im 18. Jahrhundert in England. Als die Olympischen Spiele 1896 zum ersten Mal seit der Antike wieder durchgeführt wurden, war Tennis eine der beteiligten Disziplinen. 1928 wurde das Spiel aus dem Disziplinenkatalog herausgenommen, und erst seit 1988 ist dieser Sport wieder bei den Olympiaden vertreten.

Ein wirklicher Volkssport für die breite Masse ist Tennis in Deutschland, seit Boris Becker im Alter von zarten 17 Jahren sensationellerweise das Turnier von Wimbledon gewann – er war damit der jüngste Sieger aller Zeiten und außerdem der erste Deutsche, der dieses Turnier gewann. Und auch das deutsche Frauentennis brachte ein Sportgenie hervor: Steffi Graf. Sie war 1988 einer der nur fünf Menschen, die jemals den Grand Slam gewonnen hatten.

Auch andere Sportarten, die mit einem Schläger gespielt werden, sind sehr beliebt, allen voran Squash (das unter der Bezeichnung »Rackets« 1908 sogar zum Programm der Olympischen Spiele in London gehörte!).

Eine der ältesten Schlägersportarten ist wohl Badminton, das es in sehr ähnlicher Form schon vor über 2000 Jahren in China gab. Allen diesen Sportarten ist vor allem der Funfaktor gemein. Tennis, Squash und Badminton machen auch solchen Menschen Spaß, die sich sonst nicht so leicht für Sport begeistern. Für Herz, Kreislauf und Atmung sind diese Sportarten ganz hervorragend; außerdem fördern sie Konzentration und Koordination. Als Ausdauersport sind sie allerdings weniger geeignet.

Grundsätzlich liegt das gesundheitliche Problem bei allen Racket-Sportarten darin, dass die schnell wechselnden Belastungen Muskeln und Gelenke ziemlich stark beanspruchen. Hinzu kommt, dass gerade Tennis, Squash und Badminton von vielen Untrainierten »aufs Geratewohl« ausgeübt werden. Die Kombination von starken Belastungen und wenig Training stellt eine besonders große Überlastungs- und Verletzungsgefahr dar.

Wenn Sie den Spaß an Ihrem Sport behalten wollen, sollten Sie sich daher unbedingt die Zeit für ein kurzes Aufwärmtraining und das folgende spezielle Stretchingprogramm nehmen. Wenn Sie die folgenden speziellen Dehnungen mit den Übungen des Fitness-Wellness-Programms (siehe Seite 56ff.) kombinieren – beispielsweise beim Cooldown –, können Sie Ihre Fitness und damit auch Ihre Tennis-, Squash- oder Badmintonleistungen deutlich verbessern.

Stellen Sie sich mit dem Gesicht zur Wand. Der Abstand sollte so groß sein, dass Sie die Handflächen mit angewinkelten Armen gegen die Wand drücken können. Die Finger weisen dabei nach unten.
Strecken Sie nun langsam Ihre Arme, und drücken Sie dabei Ihre Handflächen gegen die Wand.

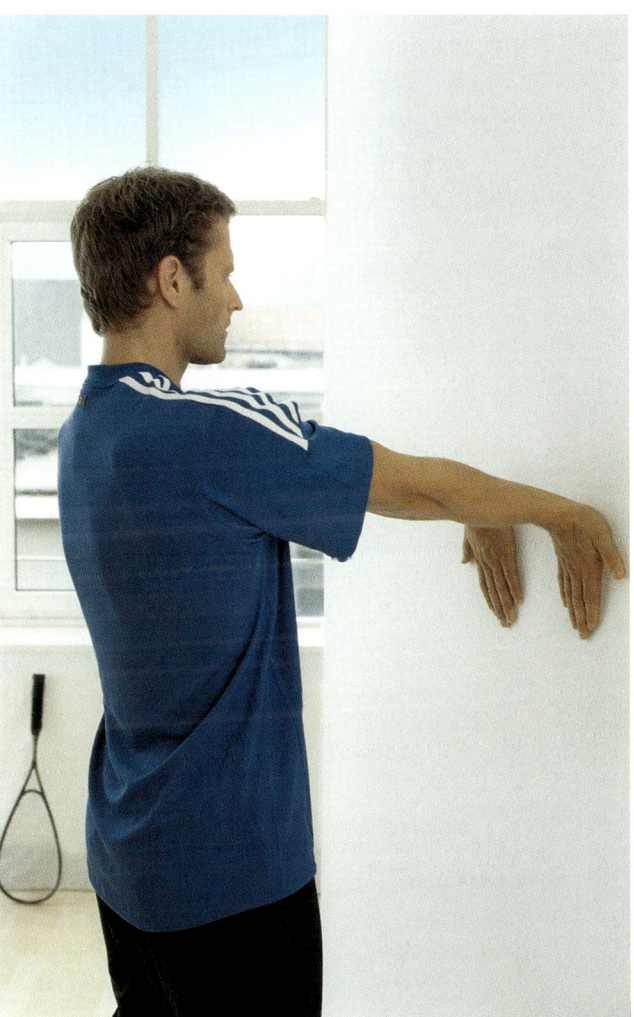

Checkpoints
▶ Gehen Sie vorsichtig und nicht zu plötzlich in die Dehnphase – mit einer ruckartigen Bewegung könnte es zu Verletzungen kommen!
▶ Je höher Sie Ihre Hände an der Wand aufsetzen, desto stärker die Dehnung.

25 | Dehnung der Brust- und Schultermuskeln und des breiten Rückenmuskels

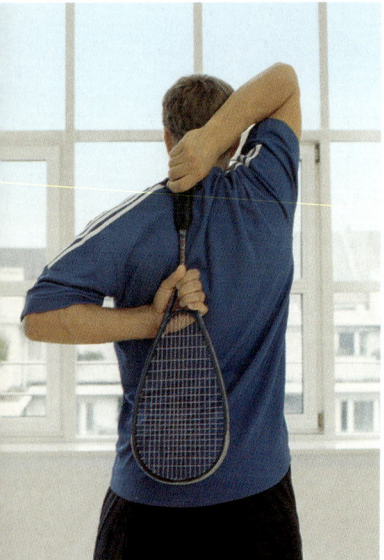

Nehmen Sie Ihren Schläger in die rechte Hand, heben Sie ihn über den Kopf. Winkeln Sie Ihren Arm an, so dass der Schläger auf Ihrem Rücken zu liegen kommt. Greifen Sie nun mit der linken Hand hinter Ihren Rücken, und fassen Sie den Schläger. Sie halten nun den Schläger mit beiden Händen. Greifen Sie ihn so, dass Ihre Hände möglichst nahe zusammenkommen und ein leichter Zug in den Schultern entsteht. Wiederholen Sie die Übung auch zur anderen Seite.

Checkpoints
► Ziehen Sie die untere Hand nicht nach oben, da dies das Schultergelenk überlastet.
► Der Dehnung von breitem Rückenmuskel und Schulter nicht entgegenwirken, indem Sie ins Hohlkreuz gehen!
► Wenn Sie flexibel genug sind, können Sie die Übung ohne Schläger durchführen. Sie greifen dann mit den Händen ineinander.

26 | Dehnung der Hüftbeuger und der Beinrückseiten

Sie stehen gerade und entspannt. Machen Sie mit dem linken Bein einen Schritt nach hinten, setzen Sie dann das linke Knie auf den Boden. Ihr Oberkörper bleibt dabei aufrecht. Ihre Hände liegen entspannt auf dem rechten Oberschenkel.
Beugen Sie sich nun nach vorne, und gleiten Sie mit den Händen zum rechten Fußgelenk. Stellen Sie den linken Fuß auf, und heben Sie das linke Knie vom Boden.
Wiederholen Sie die Übung mit der anderen Seite.

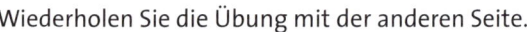
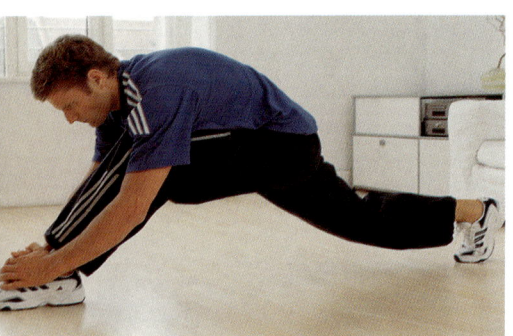

Checkpoints
► Achten Sie darauf, dass das Knie des aufgestellten Beins nicht zur Seite kippt.
► Drehen Sie den Körper nicht zur Seite, wenn Sie sich vorbeugen. Die Dehnung kommt vor allem durch die Vorwärtsbewegung den Hüften zustande.

Gehen Sie ein wenig in die Knie. Legen Sie Ihre Hände – die Finger weisen dabei nach unten – auf die Oberschenkel, und beugen Sie sich aus den Hüften nach vorne. Strecken Sie Ihren Rücken.

Drehen Sie nun Ihre Hände, so dass die Finger nach innen zeigen. Machen Sie einen »Katzenbuckel«. Dabei rollen Sie zunächst den Kopf ein und lassen dann die obere Wirbelsäule folgen. Gleichzeitig strecken Sie die Beine ein wenig.

Wiederholen Sie den Wechsel zwischen den beiden Dehnstellungen 2- bis 3-mal.

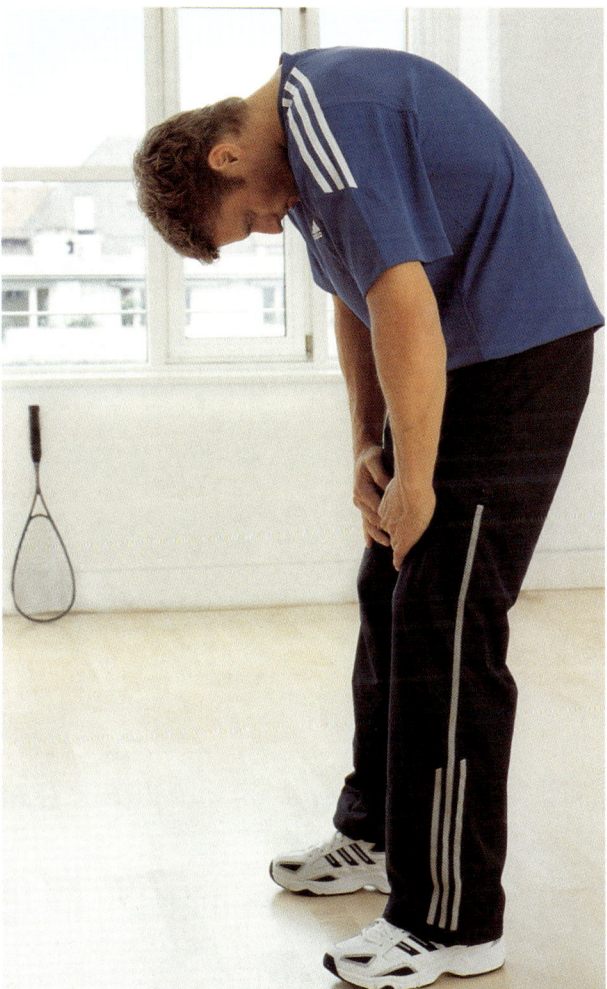

Checkpoints

▶ Achten Sie insbesondere bei der ersten Phase der Übung darauf, dass Ihr Körpergewicht durch das Abstützen der Arme auf den Oberschenkeln getragen wird!

▶ Gehen Sie in der Anfangsphase der Übung nicht ins Hohlkreuz. Versuchen Sie, den Rücken möglichst gerade werden zu lassen. Auch die Halswirbelsäule sollte mit der restlichen Wirbelsäule auf einer (angenäherten) Geraden liegen.

Stretching für Skifahrer & Snowboarder

Bretter, die die Welt bedeuten: Für viele sind das Skier oder Snowboard. Schon in der Steinzeit gab es die ersten Skivorläufer. Damals ging es aber natürlich nicht um den Sport, sondern rein um die Fortbewegung. Und das blieb auch so – bis zum Ende des 19. Jahrhunderts.

Das alpine Skifahren ist eine recht junge Sportart, die ihre Ursprünge in Norwegen hat, wo bereits 1870 ein Abfahrtsrennen stattgefunden haben soll. Seit 1936 gehört Alpinski zum olympischen Programm.

Snowboarden – aus Wellenreiten und Skifahren ist diese absolute Trendsportart entstanden. Schon in den 1930er Jahren gab es erste Versuche dazu, 1965 kam das Ursnowboard auf den Markt – der so genannte Snurfer –, 1978 ging das erste Snowboard in Serienproduktion. Im Winter 1987/88 fanden zum ersten Mal offizielle internationale Wettkämpfe statt.

Bis Lifte gebaut wurden, die auch völlig untrainierte Menschen auf die höchsten Gipfel beförderten, war Skifahren ausschließlich ein Sport für besonders fitte Sportler – Bergwandern inklusive. Heute ist es für den Durchschnittsskifahrer und Snowboarder kaum vorstellbar, sein Sportgerät selbst den Berg hinauf zu tragen (wenn es auch löbliche Ausnahmen gibt).

Der Funfaktor ist das Wichtigste am modernen Alpinsport. Ohne ein Konditionsass sein zu müssen, können wir heute den Blick von den schneebedeckten Gipfeln genießen und im Geschwindigkeitsrausch in die Tiefe gleiten. Da außerdem die Pisten präpariert werden, verlangt das Skifahren dem Sportler nicht mehr die ungewöhnlichen Fähigkeiten ab, die er in früheren Zeiten brauchte.

Ski- und Snowboardfahren macht auch wirklich Spaß! Aus sportmedizinischer Sicht sind diese Sportarten allerdings nicht gerade als ideal einzustufen. Herz, Lunge und Kreislauf werden kaum trainiert, die Muskulatur wird stark beansprucht. Deshalb ist die Verletzungsgefahr beim Wintersport leider auch ganz besonders hoch.

Damit Sie am Skifahren und Snowboarden ungetrübte Freude haben können, sind zwei Dinge sehr wichtig: Erstens sollten Sie ganzjährig eine andere, ergänzende Sportart ausüben, die Sie fit hält und Ihre Kondition verbessert (gut geeignet sind beispielsweise Laufen, Walking oder Radfahren). Zweitens sollten Sie unbedingt ein kurzes Aufwärm- und Stretchingprogramm durchführen, bevor Sie sich auf die Piste werfen, und Ihren Körper nach dem Aufenthalt in der weißen Pracht mit Stretching und einer warmen Dusche wieder gründlich entspannen.

28 | Dehnung der Beinrückseite

Sie stehen entspannt, mit leicht gebeugten Knien. Ihre Hände hängen locker an der Seite. Kreuzen Sie nun Ihren rechten Fuß über den

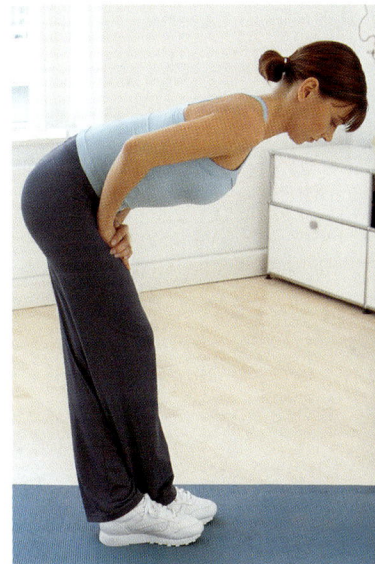

linken und setzen ihn mit der Ferse auf. Legen Sie beide Hände auf Ihren rechten Oberschenkel, und beugen Sie sich mit geradem Rücken und gestrecktem linkem Bein aus den Hüften nach vorne. Wiederholen Sie die Übung auch auf der anderen Seite.

Checkpoints
► Achten Sie darauf, sich aus den Hüften heraus zu beugen – Ihr Rücken sollte gerade bleiben.
► Halten Sie Ihr Körpergewicht nicht mit der Rückenmuskulatur, sondern legen Sie Ihr Gewicht ganz auf die Arme, die Sie auf dem Oberschenkel abstützen.
► Richten Sie Ihren Blick, auch wenn Sie sich nach vorne beugen, geradeaus. Dadurch vermeiden Sie, unabsichtlich den Rücken zu krümmen.

29 | Dehnung der Vorderseite der Oberschenkel

Setzen Sie sich in den Fersensitz. Ihr Rücken ist dabei ganz aufrecht. Ihre Arme hängen entspannt an der Seite herab. Setzen Sie nun Ihre

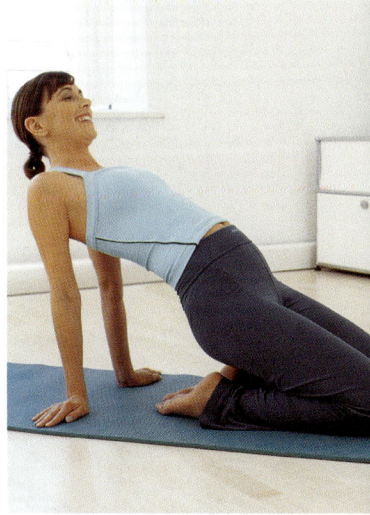

Hände etwas zurück, und verlagern Sie Ihr Gewicht ein Stück nach hinten. Wenn Sie Ihr Gewicht auf Ihre Hände verlagert haben, versuchen Sie, Ihre Hüften so weit wie möglich nach oben zu schieben.

Checkpoints
► Auch wenn es nur ein kleines Stück geht: Lediglich die Bewegung der Hüften nach oben bewirkt die Dehnung!
► Wenn es Ihnen schwer fällt, den Fersensitz einzunehmen, können Sie sich diese Stellung erleichtern, indem Sie ein Kissen zwischen Ferse und Po legen.
► Wenn Sie sich nach hinten lehnen, muss Ihr Gewicht auf den Händen lagern. Sonst überlasten Sie Ihre Knie!

Sie stehen gerade und entspannt. Machen Sie mit dem rechten Bein einen Schritt nach hinten, setzen Sie dann das rechte Knie auf den Boden. Legen Sie Ihre rechte Hand an die Hüfte und die linke Hand an die Innenseite des linken Knies. Drehen Sie nun Ihren Oberkörper nach rechts. Mit der linken Hand üben Sie dabei einen Gegendruck gegen das linke Knie aus. Die Drehbewegung folgt der Bewegung des Kopfes.
Wiederholen Sie die Übung auch zur anderen Seite.

Checkpoints
► Achten Sie darauf, dass Ihr Oberkörper während der gesamten Übung aufrecht bleibt.
► Der Gegendruck mit der Hand gegen das Knie ist sehr wichtig. Sie verhindern dadurch, dass das Knie nach innen kippt, und der Gegendruck ermöglicht, die richtige Statik der Wirbelsäule zu halten.
► Die Drehbewegung beginnt mit der Drehung des Kopfes. Der Oberkörper folgt. In der Endposition sollte Ihr Blick direkt nach hinten gerichtet sein.
► Achten Sie bei dieser Übung besonders darauf, keine ruckartigen Bewegungen auszuführen – auch nicht, wenn Sie die Stellung lösen.

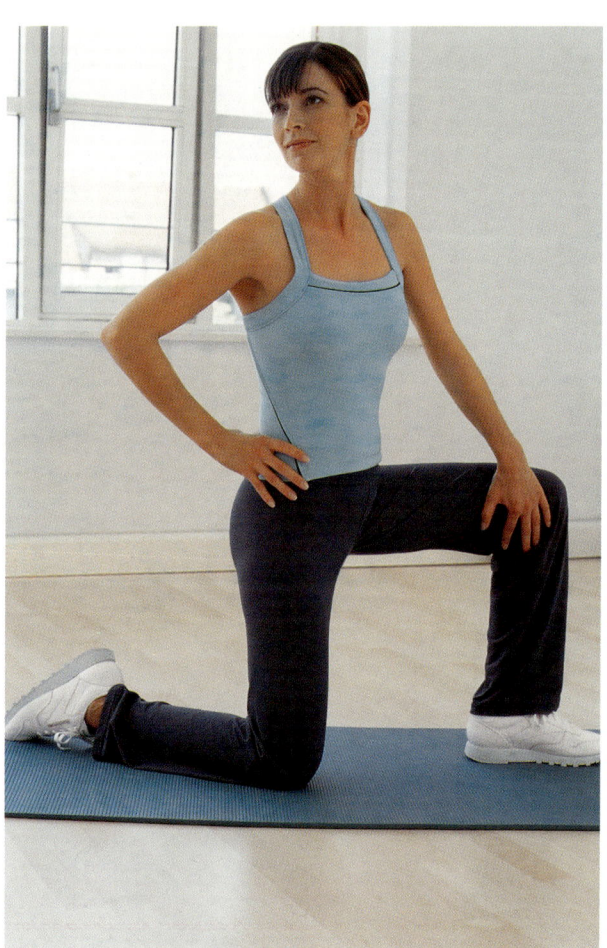

31 | Dehnung der Fußoberseite und der Unterschenkelvorderseite

Sie stehen entspannt und gerade, mit leicht gebeugten Knien. Heben Sie die Ferse des rechten Beins.

Rollen Sie Ihren rechten Fuß nun langsam über die Zehen ab, bis die Oberseite der Zehen den Boden berührt. Schieben Sie dann langsam das rechte Knie nach vorne.

Natürlich sollten Sie die Übung auch mit dem linken Fuß ausführen.

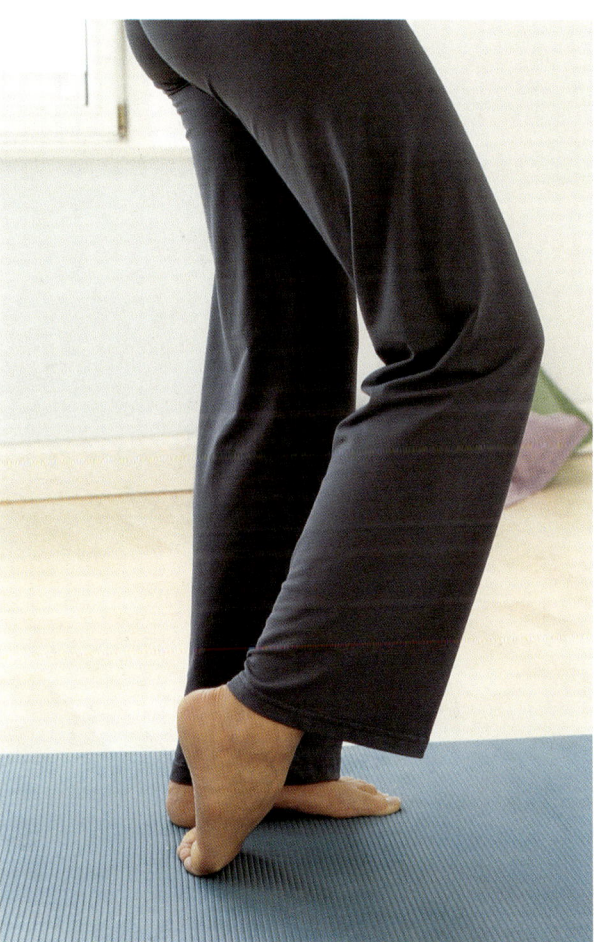

Checkpoints

▶ Der größte Teil Ihres Körpergewichts sollte auf Ihrem Standbein liegen. Auf den gedehnten Fuß geben Sie nur so viel Druck, dass Sie die Dehnung durchführen können. Die Dehnung kommt jedoch nicht durch den Druck Ihres Körpergewichts zustande, sondern dadurch, dass Sie das Knie nach vorne schieben.

▶ Wenn Sie in diesem Bereich noch relativ unbeweglich sind, ist es sinnvoll, wenn Sie vor dieser Übung die Zehengelenke ein wenig mobilisieren, indem Sie ein paar Mal auf den Zehenspitzen wippen.

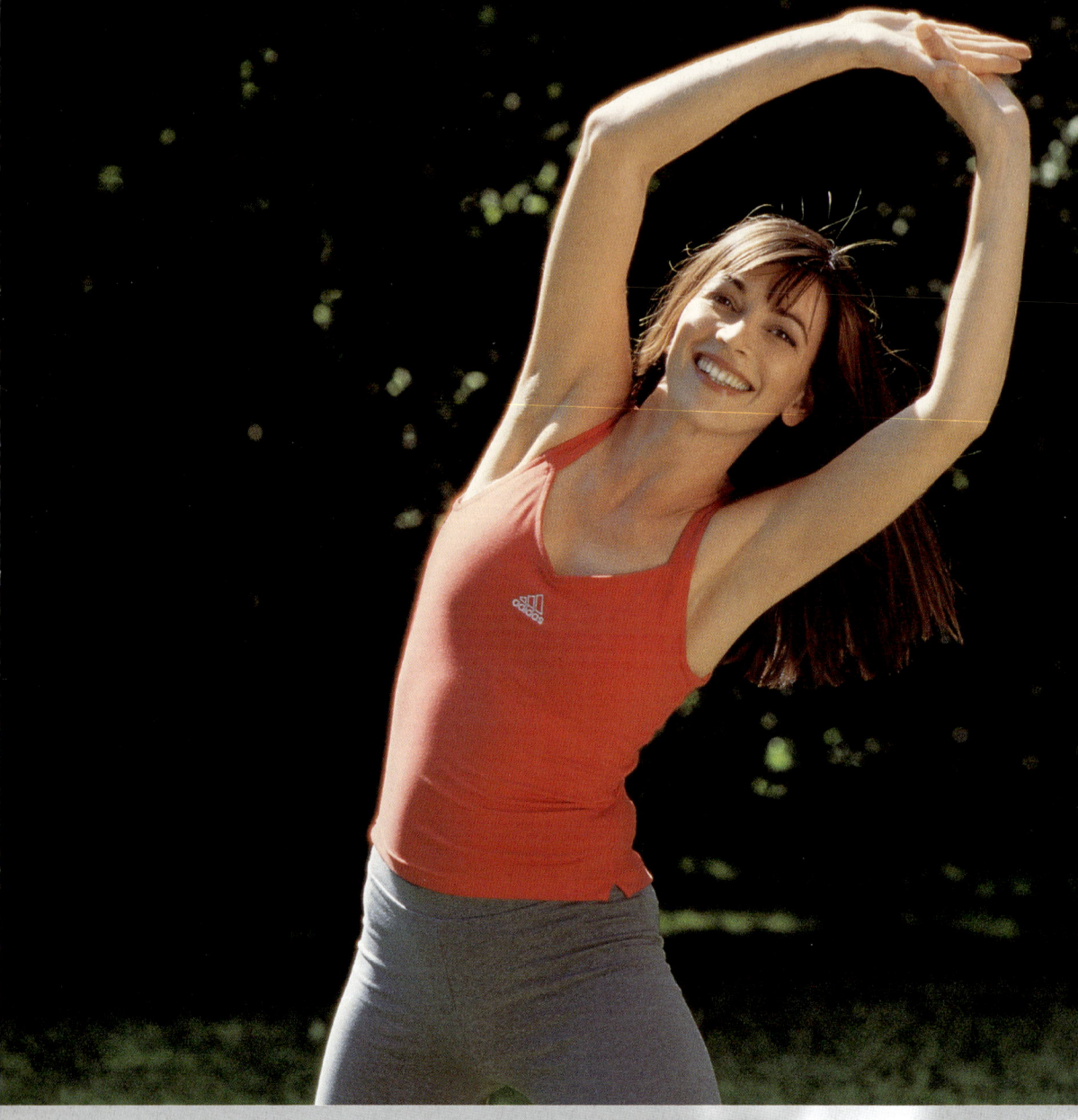

Wenn Sie beruflich im Stress sind, viel stehen oder sitzen müssen, kann dies zu Verspannungen und Rückenproblemen führen. Die gute Nachricht: Sie können mit Stretching ohne viel Zeitaufwand etwas dagegen unternehmen!

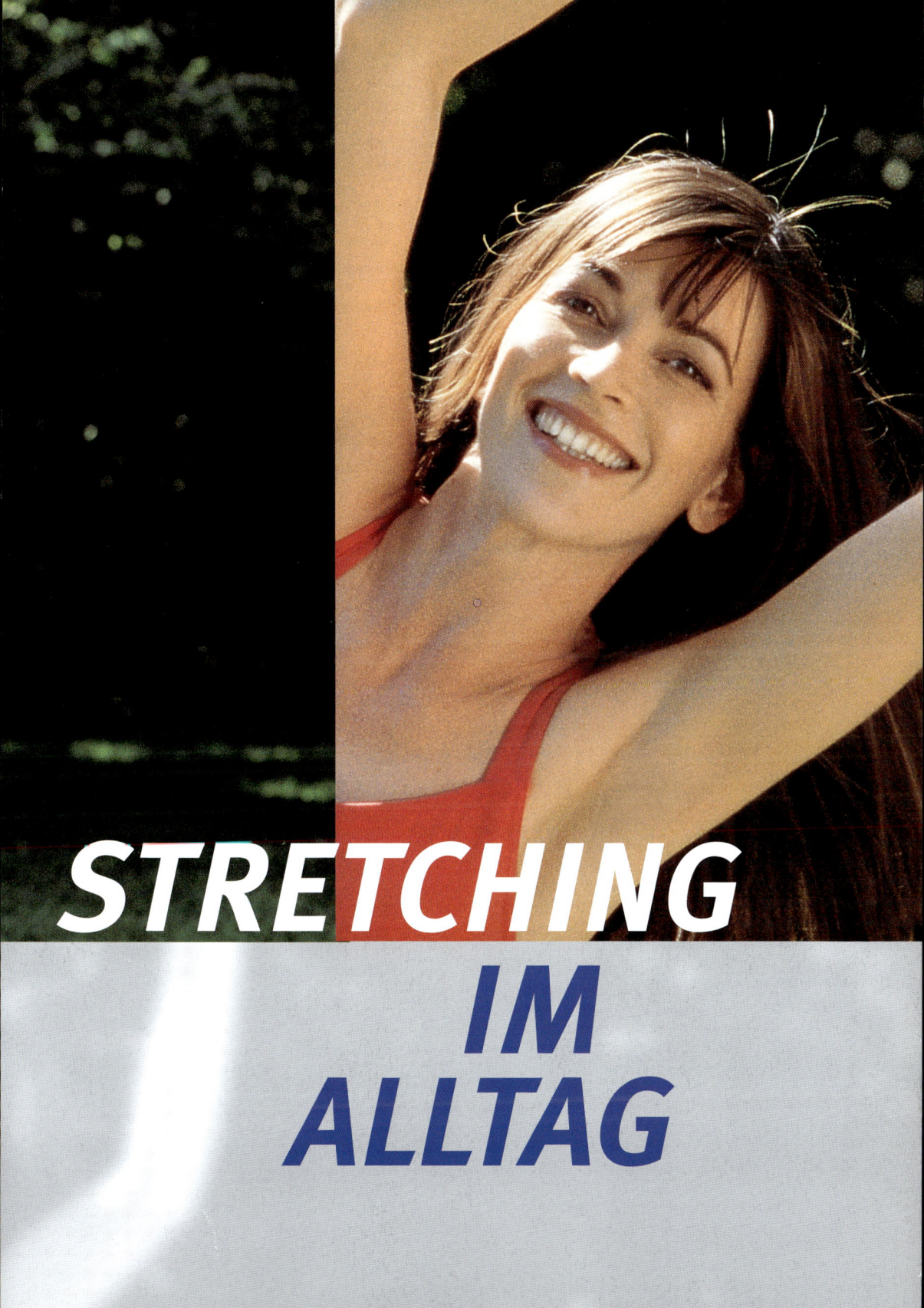

STRETCHING

IM
ALLTAG

Ausgleichsprogramm für Sitzberufe

Millionen von Menschen verbringen einen Großteil ihres Lebens im Sitzen. Das beginnt leider bereits in der Schule. Aus orthopädischer Sicht ist das lange Sitzen eine wirkliche Unsitte. Beispielsweise werden die Oberschenkelmuskeln dabei verkürzt – die Muskeln wiederum ziehen das Becken in eine andere Position, mit der Folge, dass die Körperstatik durcheinander gerät. Auch der Rücken nimmt beim Sitzen in der Regel eine unnatürliche Haltung ein. Sind Schreibtisch- und Stuhlhöhe nicht richtig aufeinander abgestimmt, kommt es zu weiteren Fehlhaltungen.

Vom Bewegungsmangel, der mit ausdauerndem Sitzen direkt zusammenhängt, muss wohl nicht weiter gesprochen werden. Nun wäre es allerdings leicht, diesen Problemen der »Sitzkultur« entgegenzuwirken und Schäden vorzubeugen – ein paar gezielte Stretchingtechniken genügen, um das Schlimmste zu verhindern.

Wenn Sie dann noch wissen, dass schon einige Übungen über den Tag verteilt ausreichen, um auch den Kreislauf in Schwung zu halten und sich wohler zu fühlen, werden Sie die folgenden Übungen sicher begeistert in Ihren Alltag integrieren!

---

32 | Dehnung der Hals-, Nacken- und Schultermuskeln, Mobilisierung der LWS

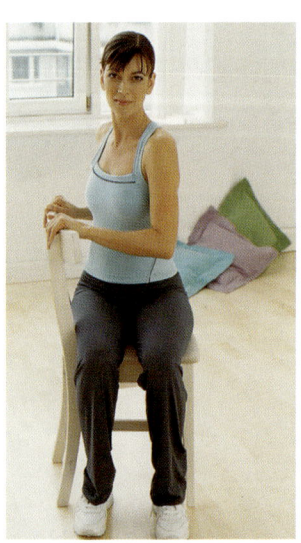

Setzen Sie sich auf Ihren Stuhl, so dass die Rückenlehne auf Ihrer rechten Seite ist. Ihr Rücken ist aufrecht und entspannt, die Hände liegen locker auf den Oberschenkeln. Fassen Sie mit der rechten Hand die Lehne – möglichst weit hinten.

Greifen Sie dann mit der linken Hand zur Lehne. Der Blick bleibt stets nach vorne gerichtet. Wiederholen Sie die Übung auch zur anderen Seite.

Checkpoints
► Ihre Füße sollten mit der gesamten Sohle den Boden berühren, Ihre Ober- mit den Unterschenkeln möglichst einen rechten Winkel bilden.
► Lösen Sie die Dehnung nicht abrupt, sondern vorsichtig. Lösen Sie zunächst den vorderen Arm, und drehen Sie sich langsam zur Ausgangsposition zurück.

Setzen Sie sich an die Vorderkante Ihres Stuhls. Ihr Rücken ist gerade, und Ihre Arme hängen entspannt an der Seite.

Rollen Sie nun die obere Wirbelsäule langsam ein – zunächst bringen Sie das Kinn zur Brust, dann krümmen Sie die Brustwirbelsäule. Gleichzeitig greifen Sie mit den Armen unter den Oberschenkeln durch und ziehen Ihren Rücken langsam nach oben.

Wenn die Abrollbewegung abgeschlossen ist, ziehen Sie das Kinn noch ein Stückchen weiter zur Brust.

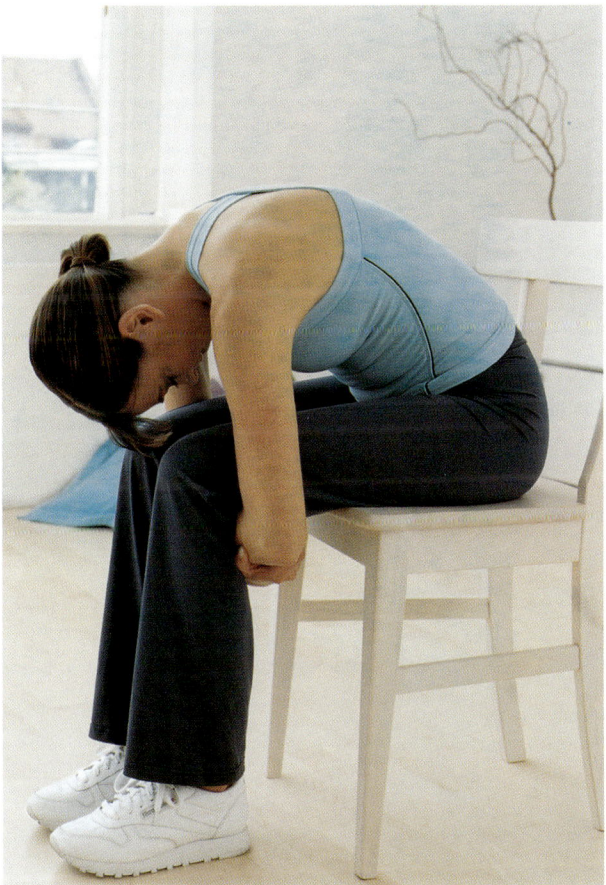

Checkpoints

▶ Ihre Füße sollten mit der gesamten Fußsohle den Boden berühren, und Ihre Oberschenkel mit den Unterschenkeln möglichst einen rechten Winkel bilden.

▶ Achten Sie darauf, dass Sie sich nicht einfach nach vorne beugen – das bewirkt eine ganz andere als die beabsichtigte Dehnung.

▶ Üben Sie keine übermäßige Kraft aus, wenn Sie sich mit den Armen weiter in die Stellung ziehen. Beachten Sie Ihre Dehngrenzen.

▶ Lösen Sie die Stellung langsam, indem Sie zunächst mit dem Zug der Arme nachlassen, dann die Brustwirbelsäule und erst ganz zum Schluss den Kopf aufrichten.

34   Dehnung der Schulter- und Brustmuskeln, Mobilisierung der BWS

Stellen Sie sich an die Rückseite Ihres Stuhls, der Rückenlehne gegenüber, und fassen Sie die Lehne mit gestreckten Armen.

Lassen Sie die Arme gestreckt, und beugen Sie den Körper in der Hüfte; Sie schieben also Ihr

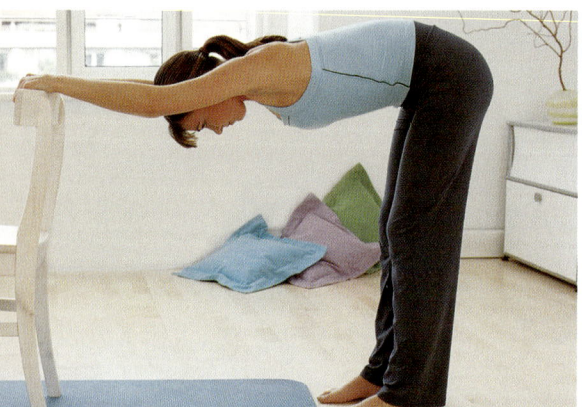

Gesäß nach hinten. Mit dem Gewicht Ihres Körpers dehnen Sie Schultern und Brust.

Checkpoints
▶ Halten Sie Ihren gebeugten Oberkörper nicht mit den Rückenmuskeln. Ihre Brust- und Schultermuskeln tragen Ihr Gewicht.
▶ Achten Sie darauf, dass Ihr Kopf und Ihre Wirbelsäule eine gerade Linie bilden.

35   Dehnung des gesamten Rückens

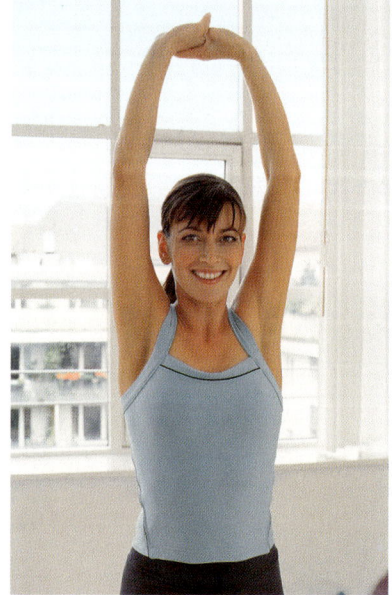

Sie stehen entspannt, mit leicht gebeugten Knien. Ihre Arme hängen entspannt an der Seite herab.
Heben Sie nun beide Arme über den Kopf. Strecken Sie Ihre Arme so weit wie möglich nach oben. Die Handfläche der unteren Hand drückt dabei gegen den Handrücken der oberen. Wechseln Sie obere und untere Hand beim Wiederholen.

Checkpoints
▶ Gehen Sie nicht auf die Zehenspitzen – das trägt nicht zur Dehnung bei, sondern lässt Sie unsicher stehen.
▶ Achten Sie darauf, während der gesamten Übung Hals und Nacken entspannt zu halten.

36 | Dehnung des Schultergürtels

Sie stehen entspannt, mit leicht gebeugten Knien. Führen Sie Ihre Arme vor dem Körper zusammen. Die Oberarme stehen dabei im rechten Winkel zum Körper, die Unterarme im rechten Winkel zu den Oberarmen. Bringen Sie die Unterarme zusammen, so dass sich die Arme von den Ellbogen bis zu den Handinnenkanten berühren.
Schieben Sie nun die Arme nach oben, so weit wie es Ihnen möglich ist, ohne den Kontakt der Arme voneinander zu lösen.

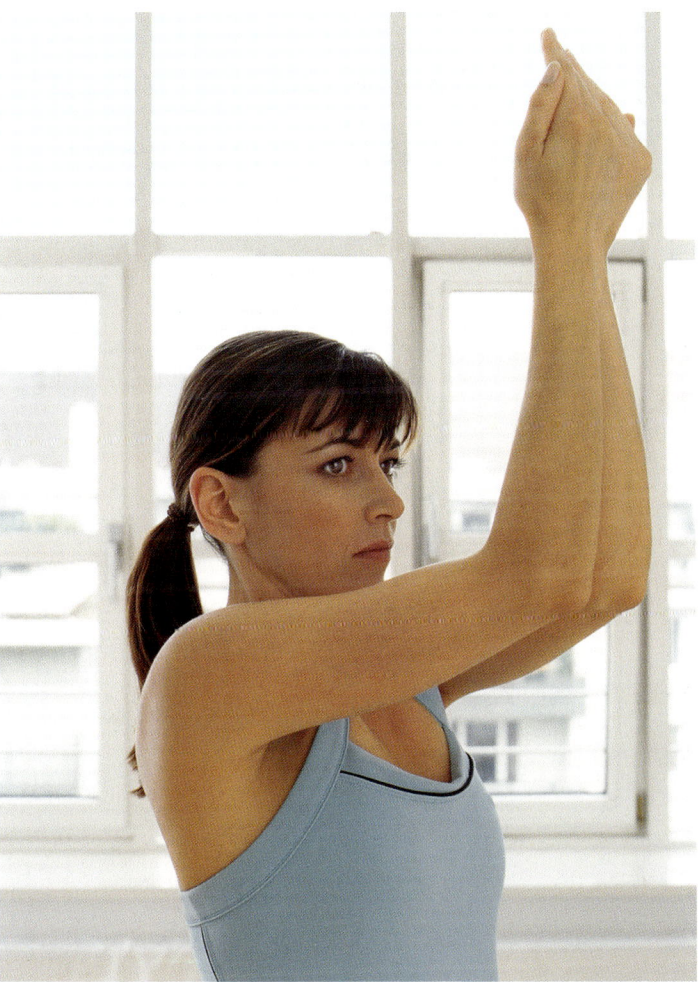

Checkpoints
► Versuchen Sie, Ihre Arme in möglichst gerader Linie nach oben zu bewegen und nicht nach vorne oder hinten auszuweichen.
► Achten Sie darauf, dass Ihr Nacken während der Bewegung entspannt bleibt. Sie können das kontrollieren, indem Sie Ihren Kopf leicht nach links und rechts drehen.

Ausgleichsprogramm für Stehberufe

Beim Sitzen wird es schnell einleuchten, dass diese Haltung auf Dauer ungesund ist, da der menschliche Körper nicht dafür geschaffen ist. Das ist beim Stehen nicht der Fall – so scheint es. Denn das Stehen ist für den Menschen eine natürliche Haltung. Allerdings stimmt das lediglich teilweise: Stehen ist eigentlich nur eine Übergangshaltung. Während Laufen und Gehen der menschlichen Anatomie gemäß sind, gilt das nicht wirklich für das lang anhaltende Stehen.

Der Körper braucht nun einmal Bewegung! Jede einseitige Belastung, die über längere Zeit aufrechterhalten wird, verursacht daher Probleme. Nach einem anstrengenden Tag am Steharbeitsplatz meldet sich unser Körper in vielen Fällen mit folgenden Symptomen: brennende Füße, schmerzende Knie, verspannte Rücken- und/oder Nackenmuskulatur.

Beschwerden gibt es nicht etwa nur im Bereich Muskeln und Gelenke. Jeder, der lange stehen muss, weiß, dass besonders die Beine, genauer gesagt die Beinvenen, unter dem Stehen leiden. Kein Wunder: Im Stehen muss das Blut gegen die Schwerkraft durch die Venen zurück zum Herz transportiert werden. In Bewegung unterstützt die Muskulatur, die sich immer wieder entspannt und zusammenzieht, die Arbeit der Venen effektiv. Nicht so im Stehen!

Wer über lange Jahre überwiegend steht, leidet daher oft unter Krankheiten der Beinvenen oder unter Kreislaufproblemen, weil dies auch zu einer Ansammlung von Gewebeflüssigkeit führen kann.

Ein Ausgleich für Dauersteher ist also unbedingt erforderlich. Grundsätzlich sollte man beachten, eine leichte Grätsch- oder Schrittstellung mit Belastung beider Fußsohlen einzunehmen, möglichst eine Stehhilfe (beispielsweise Stehsitz, Stützsitz, Stehpult oder -hocker) zu benutzen und jede sich bietende Gelegenheit zur Bewegung (z. B. Treppensteigen statt Fahrstuhl) auch wirklich wahrzunehmen.

Für stehende Berufe ist ein Ausgleichssport eigentlich noch wichtiger als für sitzende Berufe. Als erste Maßnahme wäre es sinnvoll, zwischendurch immer wieder für ein paar Minuten die Beine hochzulegen. Aber auch das ist leider nicht immer möglich. Auf jeden Fall sollten Sie sich am Abend regelmäßig ein paar Minuten Zeit nehmen, das folgende Stretchingprogramm für Stehberufe durchzuführen. Sie werden schon beim ersten Mal deutlich spüren können, wie sehr dies Ihre müden Beine entlastet und Ihren gesamten Organismus wieder in Schwung bringt!

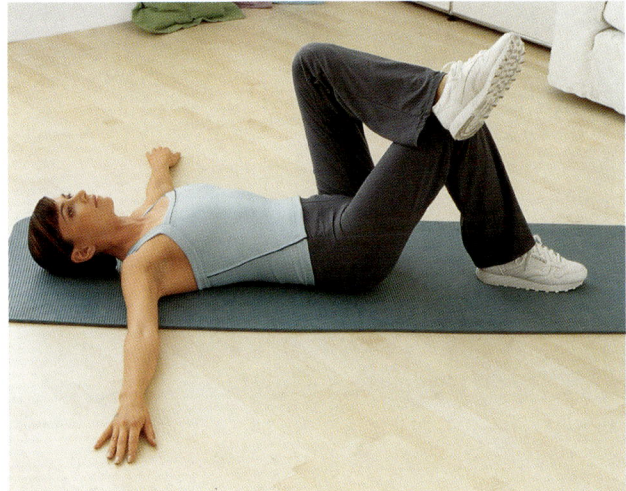

Sie liegen auf dem Boden. Ihre Beine sind dabei aufgestellt und Ihre Arme weit ausgebreitet. Heben Sie das linke Bein, und legen Sie es über das rechte.

Checkpoints
► Führen Sie die Bewegung bewusst und kontrolliert aus. Lassen Sie die Beine nicht einfach zur Seite fallen, sondern senken Sie sie aktiv.
► Achten Sie darauf, dass Ihre Schultern auf dem Boden bleiben, wenn Sie die Beine zur Seite absenken!
► Wenn Ihnen die Übung mit übergeschlagenem Bein sehr schwer fällt, können Sie sie auch ausführen, ohne die Beine zu kreuzen.

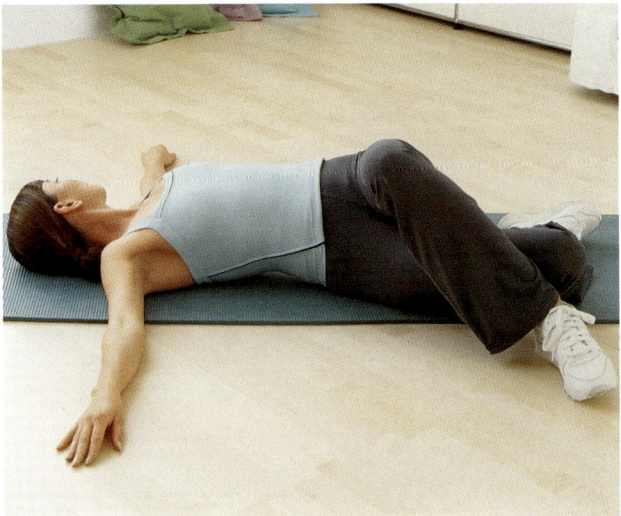

Senken Sie nun beide Beine langsam auf die rechte Seite ab. Gleichzeitig drehen Sie den Kopf zur linken Seite. Wiederholen Sie die Übung auch andersherum.

Setzen Sie sich auf den Boden, stellen Sie Ihre Füße auf, und legen Sie Ihre Hände zwischen den gespreizten Beinen ab. Schieben Sie nun Ihre Hände nach vorne, greifen Sie unter den Beinen durch, und fassen Sie Ihre Fußgelenke. Ziehen Sie sich langsam weiter in die Stellung hinein. Um die Dehnung zu verstärken, ziehen Sie das Kinn zur Brust.

Checkpoints

► Falls es Ihnen nicht möglich ist, sich ohne Schmerzen so weit zu beugen, dass Sie Ihre Fußgelenke fassen können, greifen Sie weiter oben an den Unterschenkeln. Es ist aber wichtig, dass Sie den Zug mit den Händen ausüben, damit Ihre Lendenwirbelsäule entlastet wird!

► Lassen Sie ausnahmsweise einmal den Kopf hängen! Wenn Sie den Kopf sinken lassen, unterstützen Sie die Dehnung der Rückenstrecker. Umgekehrt gilt auch, dass Sie sich die Übung – falls sie Ihnen besonders schwer fällt – dadurch erleichtern können, dass Sie den Kopf ein wenig anheben.

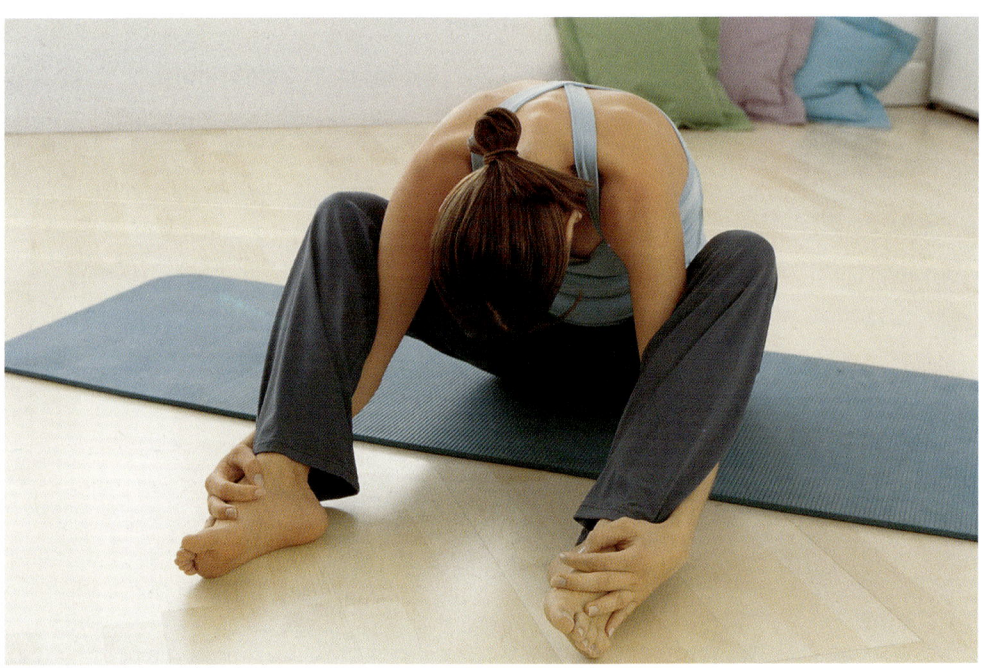

39 | Dehnung der Beinrückseite

Legen Sie sich auf den Rücken, heben Sie Ihre Beine, und fassen Sie Ihre Oberschenkel knapp unterhalb der Kniekehlen.
Halten Sie die Beine mit den Armen, entspannen Sie Ihre Beinmuskulatur, und lassen Sie die Unterschenkel locker hängen.
Strecken Sie nun langsam Ihre Beine, und ziehen Sie Ihre Zehen zum Körper. Die Position der Oberschenkel ändert sich dabei nicht. Sie heben also lediglich die Unterschenkel, während Sie mit den Armen die Oberschenkel fixieren.

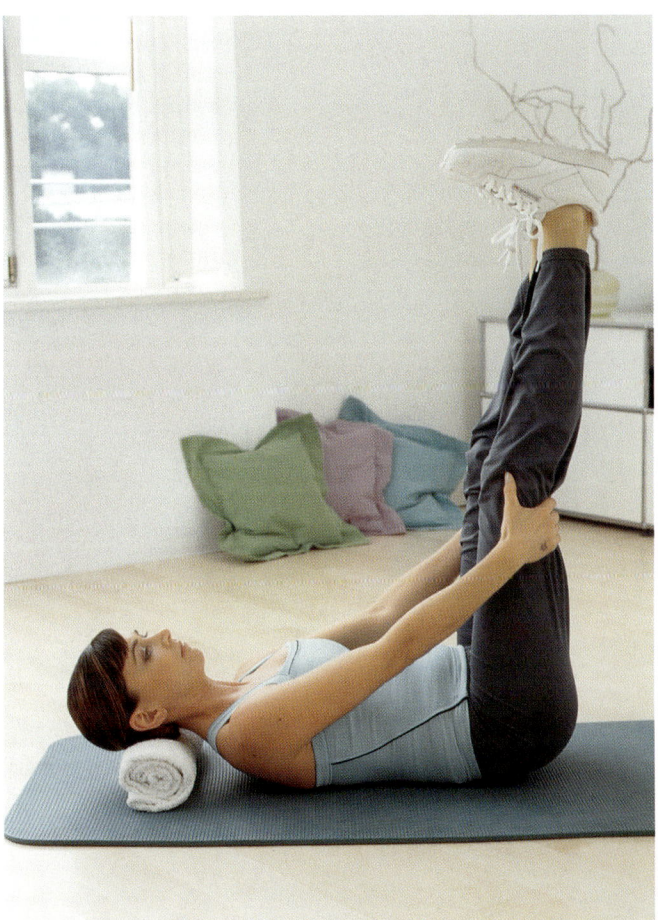

Checkpoints
► Halten Sie die Beine nicht mit der Bauchmuskulatur, sondern durch den Zug der Arme!
► Achten Sie auf Ihre Dehngrenze! Erzwingen Sie nicht die vollkommene Streckung der Beine, sondern führen Sie die Übung nur so weit aus, wie Sie es schmerzlos können.
► Um den Halswirbelbereich zu entlasten, können Sie eine Nackenrolle oder ein zusammengerolltes Handtuch benutzen.

Stretching gegen Rückenschmerzen

Rückenschmerzen gehören heute schon fast zum Leben, möchte man meinen, wenn man Menschen über 40 befragt. Eigentlich kein Wunder: Wenn man Tag für Tag sitzt, die kurzen Strecken, die man sich bewegt, ein zu hohes Körpergewicht mit sich herumschleppt, sich überhaupt wenig bewegt, keine Muskulatur aufgebaut hat, die den Rücken stützen könnte

– ja, dann sind Rückenschmerzen tatsächlich »natürlich«. Hinzu kommt auch noch der tägliche Stress. Denn in der Tat haben Rückenschmerzen nicht selten auch psychische Ursachen.

Als erste Hilfe ist ein vernünftiges Stretchingprogramm zu empfehlen. Mit den folgenden Stretchingübungen können Sie Verspannungen lösen und die

Körperstatik bessern. Dabei ist wichtig festzustellen, wo exakt die Rückenschmerzen auftreten. Deshalb sind auf den folgenden Seiten drei Programme zusammengestellt:
▶ Für Nacken und Schultern (Halswirbelsäule/HWS)
▶ Für den oberen Rücken (Brustwirbelsäule/BWS)
▶ Für den unteren Rücken (Lendenwirbelsäule/LWS und Hüften)

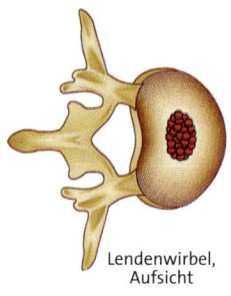

Lendenwirbel, Aufsicht

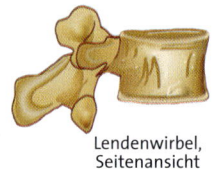

Lendenwirbel, Seitenansicht

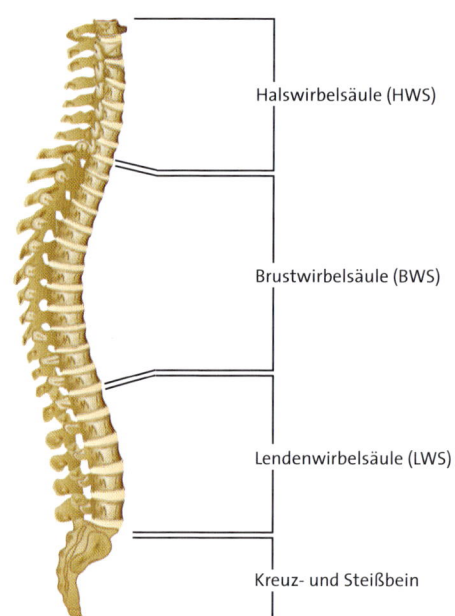

Halswirbelsäule (HWS)

Brustwirbelsäule (BWS)

Lendenwirbelsäule (LWS)

Kreuz- und Steißbein

Dehnung der Halsmuskeln und des Nackens Sie liegen mit leicht angewinkelten Beinen auf dem Boden. Blicken Sie nach oben. Greifen Sie nun mit der rechten Hand über den Kopf. Die Fingerspitzen berühren dabei Ihr linkes Ohr. Ziehen Sie jetzt den Kopf langsam und vorsichtig zur rechten Seite. Gleichzeitig schieben Sie Ihre linke Hand sanft nach unten.

Atmen Sie tief und ruhig – denken Sie daran, immer doppelt so lange auszuatmen, wie Sie einatmen. Achten Sie auf die Spannung. Wiederholen Sie dann die Übung auf der anderen Seite.

Checkpoints
▶ Der Blick ist immer nach oben gerichtet. Der Kopf sollte nicht gedreht, sondern ausschließlich seitlich gekippt werden!
▶ Achten Sie darauf, Ihre Schultern nicht mitzubewegen. Beide Schultern sollten während der gesamten Übung auf einer Linie liegen, die parallel zum Becken verläuft. Ziehen Sie aktiv beide Schultern nach unten!

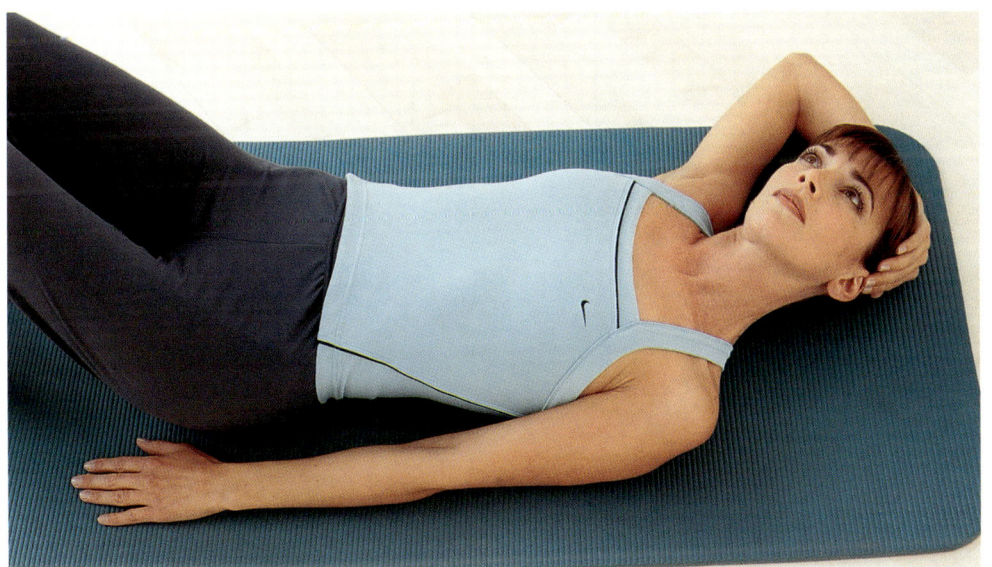

Checkpoints

▶ Achten Sie darauf, dass Sie das Kinn senken und nicht stattdessen die Schulter heben!

▶ Beide Schultern sollten während der gesamten Übung auf einer Linie liegen, die parallel zum Boden verläuft. Am besten gelingt das, wenn Sie die Schultern leicht nach unten ziehen – Sie werden dann mit dem Kinn zwar nicht so nahe an die Schulter kommen, doch die Dehnung wird dafür intensiver!

Dehnung der Halsmuskeln Stehen Sie gerade und entspannt. Ihre Hände hängen an der Seite herab. Wenden Sie den Kopf nach rechts.

Drehen Sie nun langsam Ihren Kopf noch ein Stückchen weiter, und senken Sie Ihr Kinn zur Schulter.

Wiederholen Sie die Übung auch zur anderen Seite.

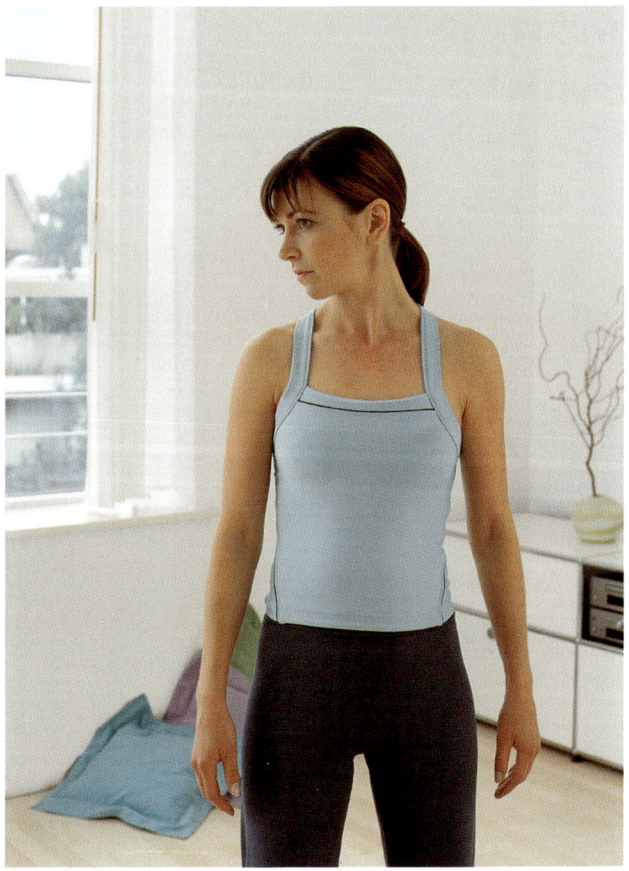

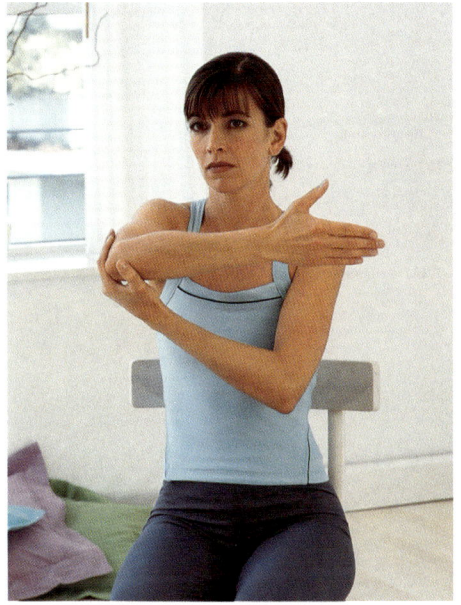

Dehnung der Schulter Sie sitzen entspannt auf einem Stuhl. Heben Sie den rechten Arm vor dem Körper bis in Schulterhöhe, und winkeln Sie ihn an. Ihr rechter Unterarm liegt jetzt parallel zu den Schultern, die Handfläche steht der linken Schulter gegenüber.

Checkpoints
► Achten Sie darauf, Oberkörper und Kopf nicht mitzudrehen, wenn Sie den Zug am Ellbogen ausüben.
► Der gedehnte Arm sollte stets in einer Ebene liegen, die parallel zum Boden verläuft, d. h., Sie sollten den Arm (dessen Schulter gedehnt wird) nicht heben oder senken – die Bewegungsrichtung geht ausschließlich zur Seite.

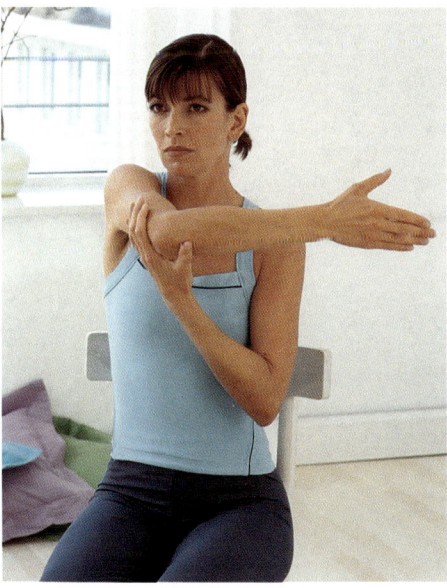

Fassen Sie nun mit Ihrer linken Hand an den rechten Ellbogen, und ziehen Sie ihn in Richtung der linken Schulter.
Machen Sie die Übung auch auf der anderen Seite.

Dehnung des breiten Rückenmuskels Sie stehen gerade und entspannt, mit leicht gebeug-
ten Knien. Heben Sie die Arme über den Kopf, und greifen Sie mit der linken Ihre rechte
Handfläche, die dabei leicht nach vorne weist.
Beugen Sie sich nun langsam zur linken Seite. Ihr linker Ellbogen bewegt sich dabei auf
einer Kreisbahn in Richtung Boden.
Führen Sie die Übung auch zur anderen Seite hin aus.

Checkpoints
▶ Passen Sie auf, dass
Sie bei der Seitwärtsbeu-
gung keine ausweichen-
de Drehbewegung
machen.
▶ Achten Sie auch dar-
auf, dass Sie keine seitli-
che Gegenbewegung mit
der Hüfte machen und
nicht ins Hohlkreuz
gehen.

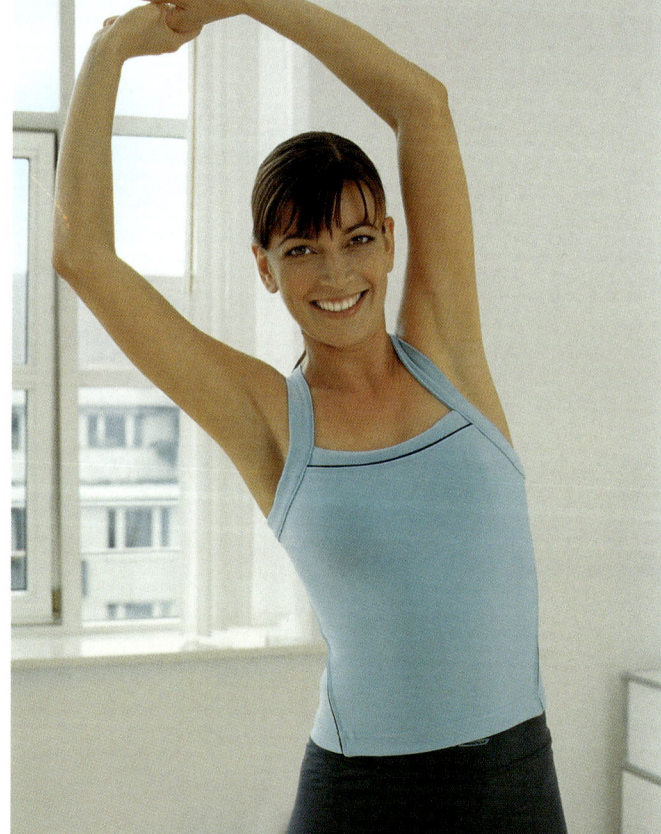

Mobilisierung der Wirbelsäule Lassen Sie sich auf Knie und Hände nieder, und nehmen Sie den Vierfüßlerstand ein – die Wirbelsäule ist parallel zum Boden. Heben Sie den Kopf, strecken Sie den Rücken (»Pferderücken«). Atmen Sie tief ein und aus.

Machen Sie nun einen »Katzenbuckel«. Dabei rollen Sie zunächst den Kopf ein und lassen dann langsam die obere Wirbelsäule folgen. Wiederholen Sie den Wechsel zwischen den beiden Dehnstellungen mindestens 3-mal.

Checkpoints
▶ Gehen Sie in der ersten Phase der Übung nicht ins Hohlkreuz. Versuchen Sie, den Rücken möglichst gerade werden zu lassen. Auch die Halswirbelsäule sollte mit der restlichen Wirbelsäule auf einer (angenäherten) Geraden liegen.
▶ Legen Sie zwischen den beiden Dehnungsphasen immer eine kleine Pause von 2 Atemzügen ein.

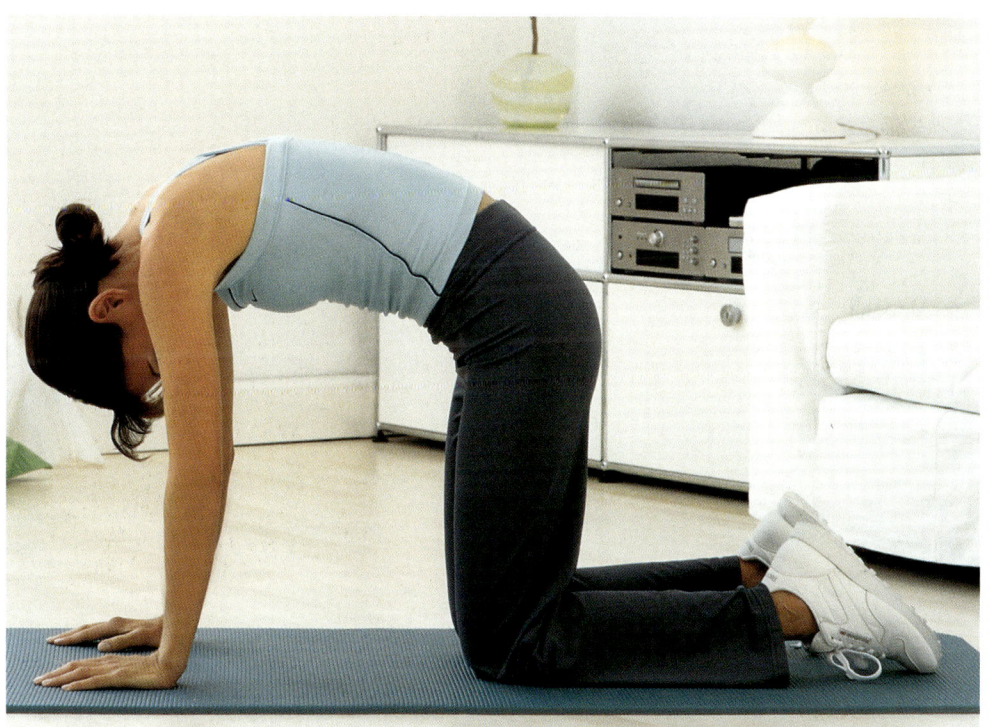

Mobilisierung der Wirbelsäule, Dehnung des Schultergürtels Gehen Sie in den Fersensitz. Beugen Sie sich leicht nach vorne, und legen Sie die Hände vor den Knien auf den Boden. Drehen Sie sich zur rechten Seite, nehmen Sie dabei die Hände mit. Verlagern Sie Ihr Gewicht auf die Hände, und unterstützen Sie die Drehung durch leichten Druck. Wiederholen Sie die Übung zur linken Seite.

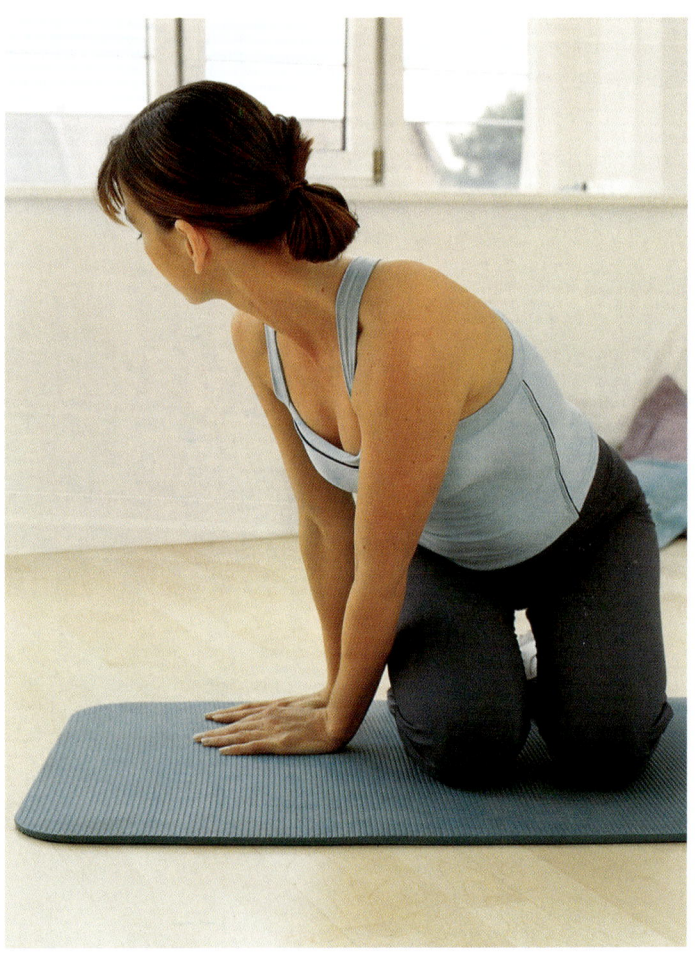

Checkpoints
▶ Die Drehung beginnt mit dem Kopf, der Körper folgt der Drehung. In der Endposition blicken Sie nach hinten.
▶ Lösen Sie die Stellung nicht abrupt, sondern langsam und bewusst. Drehen Sie wiederum zunächst den Kopf, und lassen Sie den Körper folgen.

Dehnung des Gesäßmuskels, Entspannung der LWS Sie liegen auf dem Rücken. Ihre Arme liegen entspannt an der Seite, das rechte Bein ist leicht angewinkelt und aufgestellt.

Fassen Sie nun mit beiden Händen Ihren rechten Oberschenkel in der Kniekehle, und ziehen Sie das Bein so nah wie möglich zum Bauch.

Wiederholen Sie die Übung auch mit dem linken Bein.

Checkpoints
► Versuchen Sie, alle Muskelgruppen, die Sie nicht benötigen, so weit wie möglich zu entspannen. Das gilt ganz besonders für die Bauch- und Beinmuskulatur.
► Achten Sie darauf, dass Sie die Schultern während der gesamten Übung auf dem Boden lassen – ziehen Sie das Bein zum Körper, heben Sie nicht den Körper dem Bein entgegen.

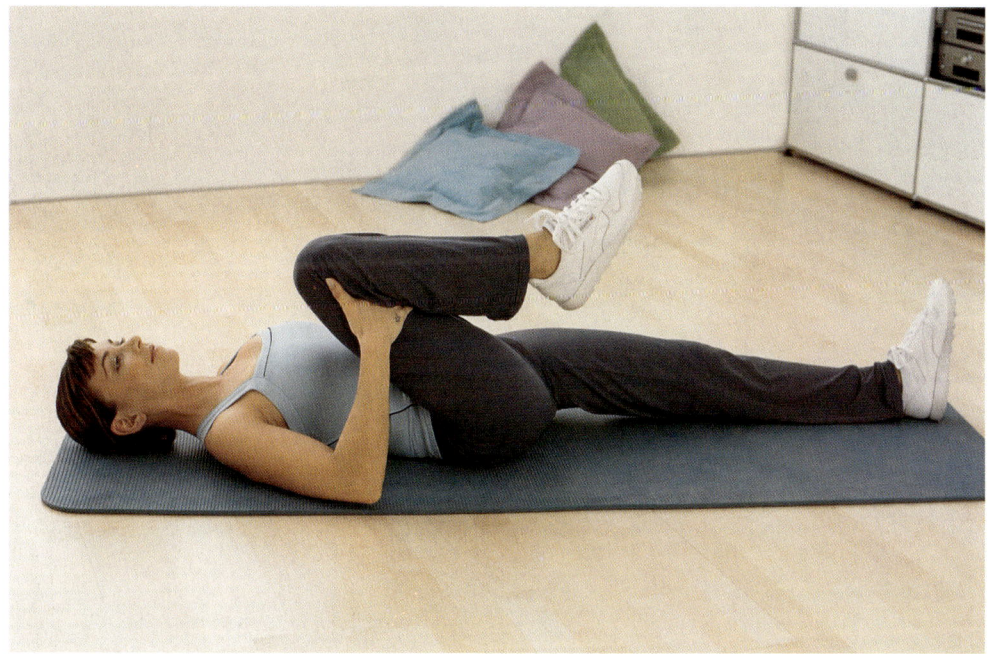

Dehnung der Beinrückseite Sie stehen aufrecht, entspannt und mit etwas gebeugten Knien. Ihre Arme hängen locker an der Seite herab. Lassen Sie nun den Kopf sinken, krümmen Sie den oberen Rücken, und lassen Sie sich von der Hüfte aus langsam und ganz bewusst nach vorne sinken.

Checkpoints

▶ Lassen Sie sich nicht nach unten fallen, sondern rollen Sie Wirbel für Wirbel ab.

▶ In der Endposition sollten Sie möglichst entspannen. Drücken Sie sich nicht aktiv nach unten, sondern lassen Sie sich von der Schwerkraft nach unten ziehen.

▶ Auf keinen Fall sollten Sie in der Endposition »wippen« – lassen Sie sich einfach entspannt hängen.

▶ Falls Sie Probleme im Lendenwirbelbereich haben, müssen Sie die Übung besonders vorsichtig ausführen und vor allem darauf achten, dass die Knie ausreichend gebeugt sind, um die Lendenwirbelsäule zu entlasten.

▶ Lösen Sie die Stellung nicht ruckartig. Heben Sie den Oberkörper nicht so sehr durch Muskelkraft, sondern durch Gewichtsverlagerung – beugen Sie die Knie ein wenig mehr, lassen Sie den Körper sich wie von selbst aufrichten.

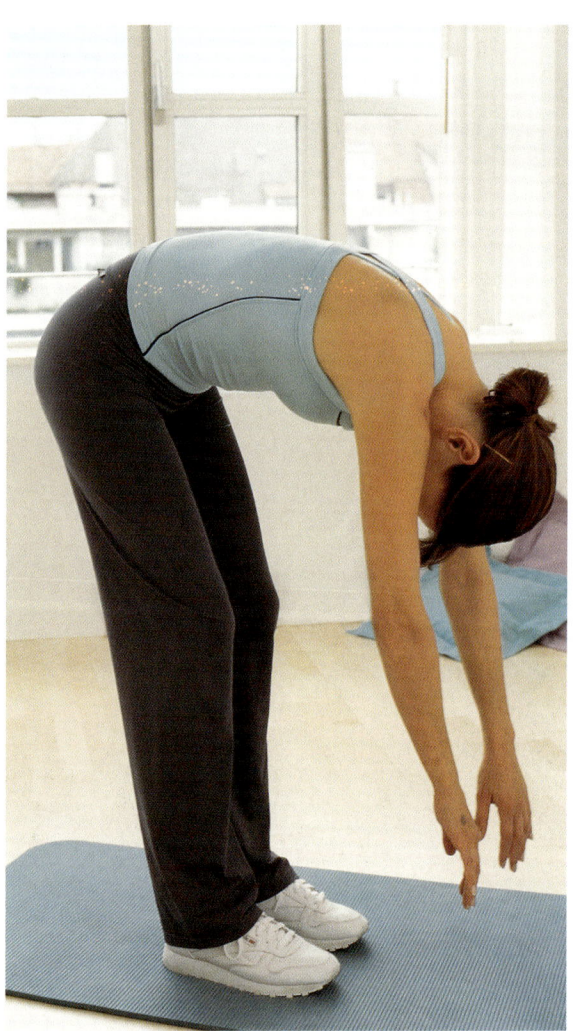

Mobilisierung der Wirbelsäule Sie liegen auf dem Boden. Ihre Beine sind dabei aufgestellt und berühren sich. Ihre Arme sind weit ausgebreitet. Senken Sie nun beide Beine langsam auf die rechte Seite ab. Gleichzeitig drehen Sie den Kopf zur linken Seite. Wiederholen Sie die Übung auch andersherum.

Checkpoints
▶ Führen Sie die Bewegung bewusst und kontrolliert aus. Lassen Sie die Beine nicht einfach zur Seite fallen, sondern senken Sie sie aktiv. Spannen Sie die Bauchmuskeln dabei leicht an.
▶ Achten Sie darauf, dass Ihre Schultern auf dem Boden bleiben, wenn Sie die Beine zur Seite absenken!

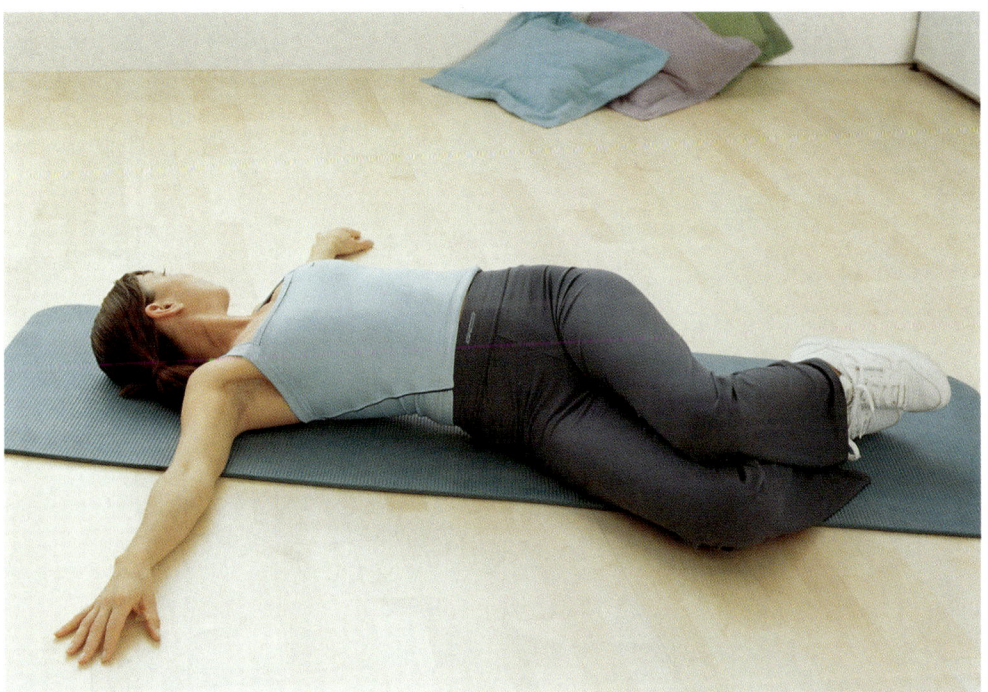

Das Antistressprogramm

Es wurde schon einmal angesprochen, dass Stress eine Rolle bei der Entstehung von Rückenschmerzen spielt. Doch das ist lange noch nicht alles. Tatsächlich werden die Auswirkungen von Stress immer noch unterschätzt. Stress wirkt sich negativ auf das Immunsystem aus, erhöht den Blutdruck, verursacht Verspannungen und vermindert die Lebensfreude. Wer gesund bleiben und sein Leben genießen will,

der muss in erster Linie lernen, mit Stress umzugehen.

Eine Möglichkeit, Stress zu vermeiden, besteht darin, keine Situationen zu provozieren, die Stress verursachen. Das ist natürlich absolut unrealistisch.

Wesentlich praktikabler ist es, negativen Stress in positive Energie umzuwandeln. Dass das geht, haben die Chinesen schon vor Tausenden von Jahren entdeckt und dafür spezielle Übungen entwickelt.

Drei dieser Übungen, die sehr gut in das Stretch & Balance-Konzept passen, lernen Sie auf den folgenden Seiten kennen. Dieses kurze Programm hat enorme Wirkungen auf Ihre Gesundheit und Ihr allgemeines Wohlbefinden. Nehmen Sie sich dreimal täglich drei Minuten Zeit dafür – und Sie werden feststellen, dass allein dieses kurze, aber effektive Antistressprogramm Ihr Leben bereits verändern wird!

49	Himmel und Erde berühren

Ihre Beine stehen etwa einen Fuß breit auseinander, die Knie sind leicht gebeugt. Die Zehen zeigen nach vorne. Der Rücken ist aufrecht und entspannt. Mit einem Einatmen heben Sie beide Hände mit den Handflächen nach oben vor den Bauch, etwa bis in Höhe des Bauchnabels. Die Hände sind einige Zentimeter vom Körper entfernt.

Gleichzeitig sinken Sie ein kleines bisschen tiefer in die Knie.
Wenn das Einatmen beendet ist und die Ausatmung einsetzt, trennen sich die Hände. Die rechte Hand bewegt sich nach oben. Die Bewegung ist eine komplizierte Schraubbewegung, die Sie jedoch ganz einfach ausführen können, wenn Sie sich vorstellen, dass auf

Ihrer Handfläche ein Teller liegt, den Sie über den Kopf heben. In der Endposition steht also die rechte Hand über dem Kopf, die Handfläche weist zum Himmel, die Finger deuten nach links. Gleichzeitig führen Sie, während sich die rechte Hand nach oben bewegt, die linke Hand nach unten. Sie drehen dabei die Handfläche nach unten und

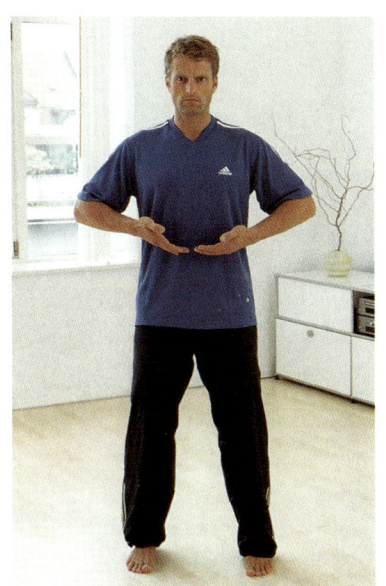

schieben die Hand an der Hüfte vorbei nach unten. Die Finger weisen nach vorne rechts.

In der Endposition steht also die rechte Hand über dem Kopf und die linke Hand an der Seite. Mit der rechten Hand drücken Sie nach oben, mit der linken schieben Sie nach unten. Gleichzeitig strecken Sie die Beine. Beim nächsten Einatmen führen Sie die Hände in umgekehrter Reihenfolge wieder in die erste Position zurück und wiederholen die Übung dann seitenverkehrt. Führen Sie diesen Wechsel mindestens 3-mal aus.

Funktion Dehnung der Schulter- und Rückenmuskulatur, Erhöhung der Wachheit (Vigilanz)

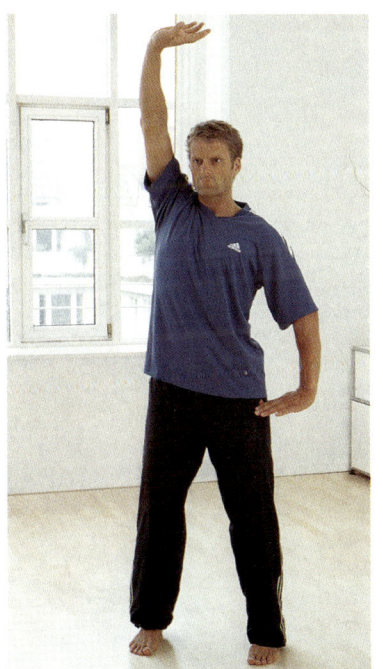

Checkpoints
▶ Denken Sie nicht zu viel über die Bewegung nach, sondern merken Sie sich die Endposition – Ihr Körper zeigt Ihnen die richtige Bewegung.
▶ Drücken Sie in der Endposition die Hände direkt nach oben bzw. unten und nicht zur Seite!
▶ Versuchen Sie, die Bewegung harmonisch mit der Atmung zu koordinieren. Die Bewegung kehrt sich jeweils mit dem Ende des Ein- bzw. Ausatmens um.

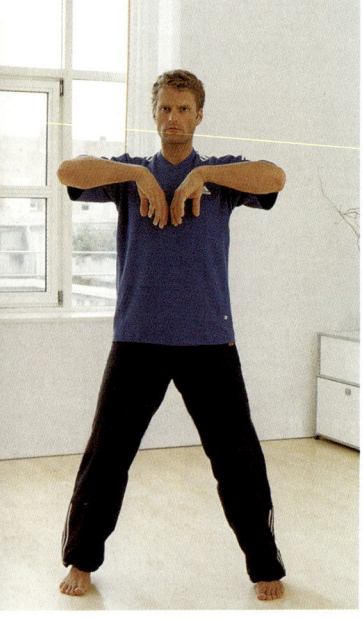

Ihre Füße stehen weit auseinander, Ihre Knie sind leicht gebeugt, die Zehen weisen etwas nach vorne. Mit dem Einatmen heben Sie die Ellbogen seitlich – so als würden Sie von Fäden hochgezogen –, bis Oberarme und Schultern eine Linie bilden. Die Hände hängen locker in den Handgelenken, und die Zeigefinger berühren sich ganz leicht.

Checkpoints
▶ Achten Sie darauf, den Ellbogen des angewinkelten Arms nicht nach hinten, sondern möglichst weit zur Seite zu schieben!
▶ Es ist wichtig, dass die Oberarme in der Endposition auf einer Linie und dass beide Arme auf einer Ebene liegen, die parallel zum Boden verläuft.
▶ Stellen Sie sich bei der Übung das Bogenschießen bildlich vor – dann wird es Ihnen sehr leicht fallen, die Übung korrekt auszuführen.

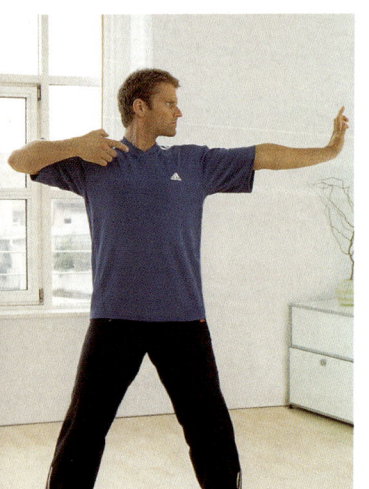

Heben Sie nun Ihre Hände noch etwas weiter, so dass sich die Handflächen gegenüberstehen. Mit dem Ausatmen führen Sie nun das »Bogenspannen« aus. Sie drehen den Kopf nach links, wenden die rechte Handfläche zum Körper und strecken den linken Arm aus. Halten Sie diese gedehnte Haltung für einige Sekunden.
Mit dem Einatmen führen Sie die Hände wieder zur Brust zurück und wiederholen die Übung dann auch nach rechts.

Funktion Dehnung des Schultergürtels, Verbesserung der Koordination und Konzentration

Sie stehen aufrecht und entspannt; Ihre Knie sind leicht gebeugt. Mit einem Einatmenzug heben Sie die Hände langsam vor den Bauch, etwa bis in Höhe des Bauchnabels. Die Handflächen weisen dabei nach oben, und die Finger zeigen zueinander. Die Hände stehen einige Zentimeter vom Körper entfernt.

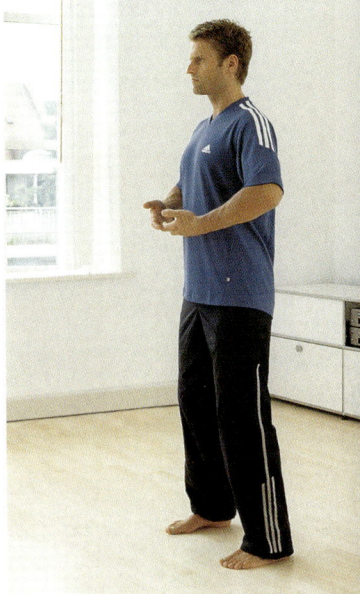

Checkpoints

▶ Wenn Sie die Hände drehen, so dass die Hände senkrecht stehen, achten Sie darauf, die Finger nicht steif zu machen. Die Daumen und Zeigefinger weisen nach oben, während die anderen Finger wegen des Sehnenzugs leicht gekrümmt sind.

▶ Blicken Sie während der Übung stets nach vorne, etwa fünf Meter vor Ihnen auf den Boden. Achten Sie darauf, mit den Augen nicht den Bewegungen der Hände zu folgen.

▶ Lassen Sie die Schultern hinten, wenn Sie die Arme nach vorne schieben.

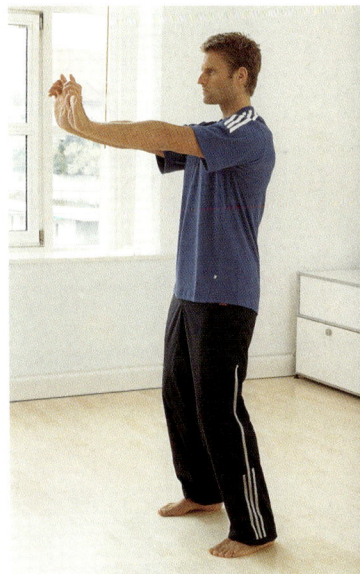

Am Ende des Einatmens heben Sie die Hände – weiterhin mit den Handflächen nach oben – bis vor die Brust. Drehen Sie nun vor der Brust die Handflächen zueinander. Mit dem Ausatmen drehen Sie die Handflächen weiter und schieben Sie kraftvoll (aber nicht schnell!) nach vorne. Stellen Sie sich vor, dass Sie ein schweres Gewicht von sich wegschieben.

Ist das Ausatmen beendet, führen Sie die Hände langsam mit dem Einatmen wieder vor die Brust zurück und drehen sie zueinander. Mit dem nächsten Ausatmen schieben Sie die Hände wieder nach vorne. Wiederholen Sie die Übung 3-mal.

Funktion Entwicklung der Konzentration und Schnellkraftmobilisierung, Vertiefen der Atmung

Über dieses Buch

Impressum

Der Südwest Verlag ist ein Unternehmen der Ullstein Heyne List GmbH & Co. KG, München. © 2002 Ullstein Heyne List GmbH & Co. KG, München

Alle Rechte vorbehalten. Nachdruck – auch auszugsweise – nur mit Genehmigung des Verlags.

Redaktion und Projektleitung: Nicola von Otto

Redaktionsleitung und medizinische Fachberatung: Dr. med. Christiane Lentz

Bildredaktion: Tanja Nerger

Produktion: Manfred Metzger (Leitung), Annette Aatz

Umschlag: Werbeagentur Lohmüller, Berlin; Reinhard Soll

Layout und DTP: Dr. Alex Klubertanz

Printed in Italy

Gedruckt auf chlor- und säurearmem Papier

ISBN 3-517-06626-5

Über die Autoren

Dieter Grabbe hat sich in den 1990er Jahren erfolgreich als Personal Trainer, Gesundheits- und Ernährungsberater positioniert. Heute zählen große Unternehmen, Prominente und Profisportler genauso zu seinem Kundenkreis wie Fitnessinteressierte, die seine Seminare besuchen. Mit seinem ganzheitlichen Konzept, das Entspannungs- und Massagetechniken ebenso umfasst wie Ernährungsberatung, Meditation und Mentaltraining, erreicht er bei seinen Kunden immer wieder deren wichtigstes Ziel, nämlich körperliches und geistiges Wohlbefinden. Einen großen Teil seiner Einnahmen spendet er für karitative Projekte (u. a. »Ärzte ohne Grenzen«).

Alles über Dieter Grabbe: Seminare, Vorträge, Homepage und Fragen zum optimalen Equipment: www.healthcontrol.de, E-Mail: dietergrabbe@aol.com

Aljoscha A. Schwarz ist Diplompsychologe, Heilpraktiker und Leiter des Instituts für Personale Integration (IfP).

Ronald P. Schweppe ist NLP-Coach, Meditationslehrer und Orchestermusiker.

Homepage: www.schwarz-schweppe.de

Literatur

Anderson, Bob: Fitness – Basics. Stretching, Krafttraining, Ausdauertraining. Goldmann. München 2000

Anderson, Bob: Stretching im Büro. DTV. München 1998

Blum, Bruno: Perfektes Stretching. Copress Sport. München 2000

Grabbe, Dieter: Move & Relax. Fitness für den Körper – Wellness für die Seele. Südwest Verlag. München 2002

Grabbe, Dieter: Dinner Cancelling. Hugendubel. München 2002

Jochum, Inka: Das Rückenheilbuch. Nymphenburger. München 2000

Spring, Hans: Dehn- und Kräftigungsgymnastik. Thieme. Stuttgart 2001

Bildnachweis

Alle Bilder stammen von Nicolas Olonetzky (c/o Bascha Kicki), München, mit Ausnahme von: Corbis Stockmarket, Düsseldorf: 29 (David Stoecklein); Image Bank, München: Titel, 20 (Chris Cole), 34/35 (Romilly Lockyer), 45 re. (Peter Cade); Jump, Hamburg: 8 re., 22 re., 40 (Kristiane Vey), 45 li. (Martina Sandkühler); Mauritius-Bildagentur, Mittenwald: 4/5, 30 (Stock Image), 17 (Zave Smith); Photonica, Hamburg: 10/11, 36 (Neo Vision); Premium, Düsseldorf: 8 li. (Cape Shot); Südwest Verlag, München: 15, 94 (Gotovac), 18 (Veronika Moga); Zefa, Düsseldorf: 22 li. (A. Peisl), 27 (K. Solveig), 52/53 (Emely)

Register

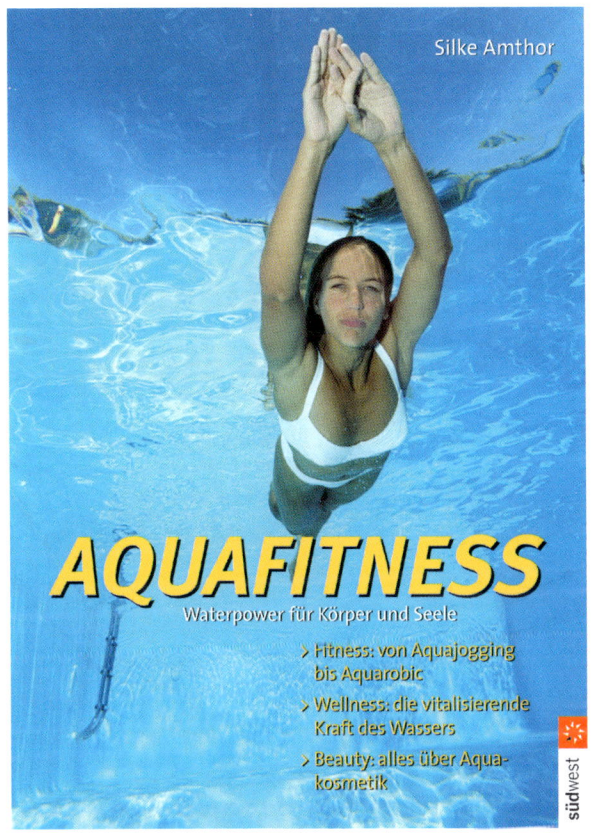

Silke Amthor

AQUAFITNESS
Waterpower für Körper und Seele

> Fitness: von Aquajogging
  bis Aquarobic
> Wellness: die vitalisierende
  Kraft des Wassers
> Beauty: alles über Aqua-
  kosmetik

südwest

Alles im Fluss – Wasser & Meer ...

112 Seiten, durchgehend vierfarbig.
ISBN 3-517-06557-9

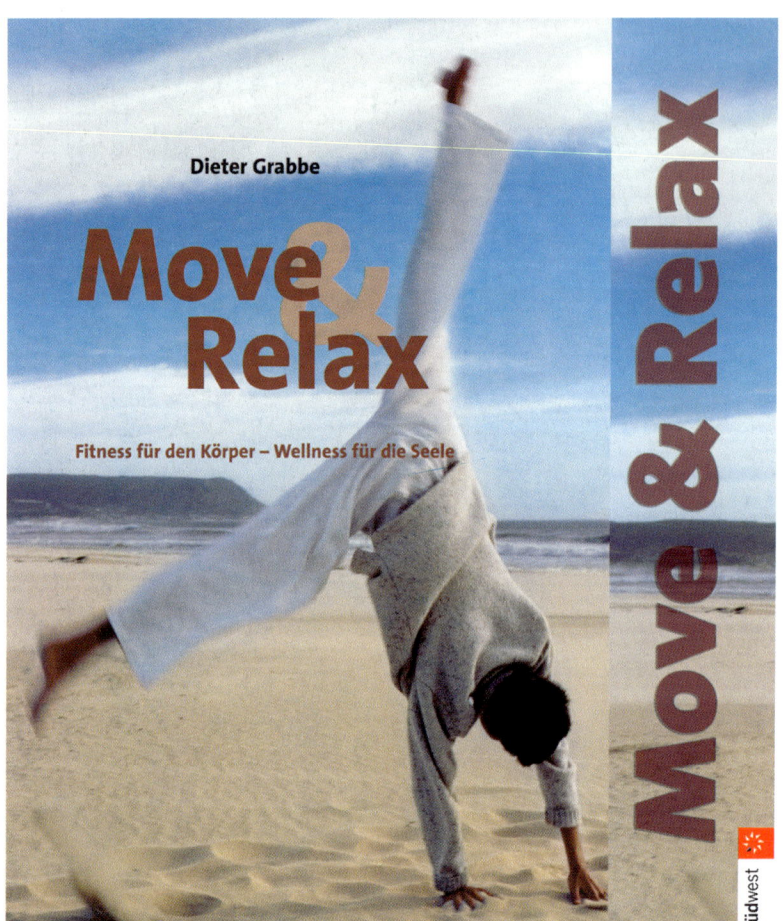

Dieter Grabbe

Move & Relax

Fitness für den Körper – Wellness für die Seele

Move & Relax

südwest

Wer sich bewegt, wird viel bewegen

144 Seiten, durchgehend vierfarbig.
ISBN 3-517-06574-9